Urgencias y Emergencias en el Primer Nivel de Atención
TOMO 2

Urgencias y Emergencias en el Primer Nivel de Atención
TOMO 2

Lissette Batista - Kevin Aldás - Priscila Ortiz - Paola Aguilar - Francisco Rizzo
Andrea Villavicencio

IMPORTANTE

La información aquí presentada no pretende sustituir el consejo profesional en situaciones de crisis o emergencia. Para el diagnóstico y manejo de alguna condición particular es recomendable consultar un profesional acreditado. Cada uno de los artículos aquí recopilados son de exclusiva responsabilidad de sus autores.

2020 Bold Publisher
Diseño de Portada: Génesis Sánchez
ISBN Tomo 1: 9781659848335
ISBN Tomo 2: 9781659849806
Impreso en Ecuador - Printed in Ecuador
Cualquier forma de reproducción, distribución, comunicación pública o transformación de esta obra solo puede ser realizada con la autorización de sus titulares, salvo excepción prevista por la ley.

AGRADECIMIENTOS

Como profesionales del área de la salud y teniendo a la vida misma como una importante y valiosa carga en nuestro diario ejercicio médico, ofrecemos para empezar, total gratitud al Creador de la mortalidad, que ha puesto en nuestras manos la labor de dar alivio a los enfermos.

Asimismo rendimos honor a nuestras familias como ejes formadores de quienes somos hoy en día y por potenciar en nuestra esencia el amor y el interés por el bienestar del prójimo.

Siempre gracias a los médicos que han aportado en este libro con su entereza y alto grado de conocimiento e inteligencia para lograr filtrar y resaltar la información adecuada.

ÍNDICE DE AUTORES

LISSETTE FONT BATISTA
Médico General por la Universidad Central del Ecuador
Médico en libre ejercicio.
Urolitiasis

KEVIN DAVID ALDÁS IBUJES
Médico General por la Universidad Central del Ecuador
Médico en libre ejercicio.
Cetoacidosis Diabética

PRISCILA VIVIANA ORTIZ QUIROZ
Médico General por la Universidad Central del Ecuador
Médico en libre ejercicio.
Crisis Hipertensiva

PAOLA ESTEFANÍA AGUILAR APOLO
Médico General por la Universidad Central del Ecuador
Médico en libre ejercicio.
Preeclampsia

FRANCISCO ANTONIO RIZZO RODRÍGUEZ
Médico General por la Universidad de Guayaquil
Médico General en Funciones Hospitalarias – Hospital General Docente de Ambato.
Preeclampsia

ANDREA ALEJANDRA VILLAVICENCIO TRUJILLO
Médico General por la Universidad Central del Ecuador
Médico en libre ejercicio.
Manejo del Paciente Quemado en el Primer Nivel de Atención

PRÓLOGO

El presente libro que tengo el honor de presentar, nace del esfuerzo y dedicación de un amplio grupo de médicos, que han sabido responder con ilusión y madurez científica al reto que se planteó cuando iniciamos este proyecto.

La experiencia del grupo de profesionales que ha participado en el proceso de elaboración de la obra y la evidencia científica que incluye cada uno de los capítulos permiten afrontar con garantías los posibles episodios de urgencia y emergencias que se presenten en sus lugares habituales de práctica profesional.

El contenido del libro es, por tanto, amplio y variado. En ellos encontraras información completa y actualizada con la que responder a muchas de las cuestiones que surgen en la práctica clínica diaria. Es un texto de consulta pero también de lectura pausada que facilite nuestra permanente puesta al día y facilitan, a su vez, la aplicación, por parte de los profesionales sanitarios, del conocimiento en la práctica asistencial de forma inmediata. Nace desde la humildad científica pero con voluntad de perfeccionamiento.

.

DEDICATORIA

La siguiente recopilación científica es una ofrenda por parte de los médicos participantes hacia el incesante deseo de los estimados colegas por abarcar y resolver las necesidades y dolencias emergentes de quienes mantienen ferviente nuestra pasión por la Medicina, los pacientes. Es un homenaje a aquellos que han aportado mediante sus descubrimientos y constancia al bienestar del pueblo en pro de mantener la vida en un estado óptimo de salud.

Es un reconocimiento al esfuerzo de cada uno de nosotros como profesionales por trascender en tiempo pero sobre todo por dejar una huella sanadora en quien así lo requiera.

.

ÍNDICE

1. Fracturas expuestas, manejo en primer nivel de atención   11
Dr. Cristhian Alexander Quinaluisa Erazo
Dra. Katherine Solange Beltrán Parreño

2. Anafilaxia y choque anafiláctico   25
Dra. Denisse Angélica Paredes Montalvo

3. Emergencias respiratorias frecuentes en pediatría   43
Dra. Katherine Daniela Sarango Torres

4. Manejo de la crisis asmática en el adulto en aps   59
Dra. Linda Marcela Rodriguez Rodríguez

5. Accidente ofídico   71
Dr. Luis Fernando Ramírez Guerrero

6. Urolitiasis   87
Dra. Lissette Font Batista

7. Cetoacidosis diabética   97
Dr. Kevin David Aldáz Ibujes

8. Crisis Hipertensiva   115
Dra. Priscila Viviana Ortiz Quiroz

9. Preeclampsia   127
Dra Paola Estefanía Aguilar Apolo
Dr. Francisco Antonio Rizzo Rodríguez

10. Manejo del paciente quemado en el primer nivel de atención   137
Dra. Andrea Alejandra Villavicencio Trujillo

CAPITULO 6

UROLITIASIS
Autor: Dra. Lissette Font Batista

Urolitiasis

Introducción
Los cálculos renales son un problema relativamente común en la práctica de atención primaria (1). Algunos pacientes pueden presentar el síntoma clásico de cólico renal acompañado de hematuria, también la variante de casos atípicos (dolor abdominal vago) o incluso pacientes asintomáticos. Es importante que los médicos de atención primaria estén atentos al diagnóstico y a sus posibles complicaciones para definir un enfoque terapéutico óptimo y de ser el caso, una derivación oportuna al especialista (médico urólogo).

Definición
La litiasis renal, también denominada urolitiasis o nefrolitiasis es una enfermedad causada por la presencia de cálculos, localizados en cualquier nivel de la vía urinaria acompañado o no de sintomatología.

Epidemiología
La litiasis renal afecta frecuentemente alrededor del 10% de la población en los países industrializados (2). Aumenta con la edad y es más alta en hombres que en mujeres. Varía regionalmente, existiendo un cambio en la relación hombre-mujer en los últimos 25 años, de 3: 1 (hombre: mujer) a menos de 2: 1. También hay relación con la etnia, predominando en blancos sobre descendientes afroamericanos, asiáticos e hispanos.

Etiología
El 80% de los pacientes con diagnóstico de nefrolitiasis (sintomática y asintomática) forman cálculos de calcio, de los cuales el principal compuesto es el oxalato de calcio y en menor proporción de fosfato de calcio (4) (5). Además, existen otros tipos de cálculos entre los cuales están: estruvita (fosfato de amonio y magnesio), ácido úrico, y cálculos de cistina (6).

Factores de riesgo
El riesgo de la Urolitiasis está condicionado por la composición de la orina, además, puede verse afectado por ciertas enfermedades y hábitos del

paciente. En el caso de los cálculos de oxalato de calcio, está directamente asociado con la calciuria, mayor concentración de oxalatos en orina y menor concentración de citrato en orina. Los riesgos de cálculos también están estrechamente relacionados con la dieta, con una mayor ingesta de proteína animal, menor de potasio y mayor consumo de sodio junto con menos ingesta de líquidos. El consumo de vitamina C en dosis superiores se ha asociado a un mayor riesgo de urolitiasis en hombres, mas no en mujeres (7).

Entre otros factores potenciales están:
- Antecedente de diagnósticos de Urolitiasis previa, con una tasa de recurrencia del 15% en el primer año.
- Pacientes con antecedentes familiares de urolitiasis presentan más riesgo.
- Aumento de absorción de oxalato en pacientes con procedimientos como derivación gástrica, cirugía bariátrica o síndrome de intestino corto.
- Las infecciones frecuentes en el tracto urinario, son una causa no tan común.
- Baja ingesta de líquidos.
- Un pH urinario ácido persistente por debajo de 5.5, ya que promueve la precipitación.
- Los cálculos de estruvita ocurren en pacientes con infección de vías urinarias superior, asociado a un organismo productor de ureasa (Proteus o Klebsiella) (5).

Fisiopatología

Con respecto a la formación y los tipos de cálculos, existen diferentes teorías. Una de ellas es que su formación está dada cuando el material soluble (por ejemplo: calcio y oxalato) sobresatura la orina, formándose cristales (por ejemplo: cristal de oxalato de calcio). En el caso de los cálculos de calcio, existe un evento desencadenado a nivel del intersticio de la médula renal (9).

Los cristales de fosfato de calcio pueden formarse en el intersticio y eventualmente erosionarse a través del epitelio papilar renal, formando la placa clásica de Randall (10). Los cristales de oxalato de calcio o fosfato de calcio pueden depositarse en la parte superior de este nido, permaneciendo unidos a la papila. Los cálculos de fosfato de calcio también pueden formarse inicialmente en los conductos dilatados de Bellini y luego crecer y desprenderse hacia el espacio urinario (11).

Cuadro Clínico

El dolor es el síntoma principal el cual varía de intensidad y desarrolla ondas o paroxismos. Los paroxismos duran aproximadamente 20 a 60 minutos, probablemente debido a la obstrucción urinaria que ocasiona distensión de la cápsula renal. El dolor cesa inmediatamente con el paso del cálculo.

Según el nivel de la obstrucción, será la ubicación o características del dolor. La obstrucción superior produce sensibilidad en flancos, mientras que la obstrucción ureteral inferior causa dolor que puede irradiarse a región genital ipsilateral. Con la migración del cálculo, el dolor puede modificarse. Una ubicación atípica puede simular un abdomen agudo o un aneurisma disecante. En pacientes con dolor crónico de espalda puede ser difícil el diagnóstico de cólico renal agudo secundario a nefrolitiasis (12).

La hematuria tanto macroscópica como microscópica, está presente en los casos de urolitiasis sintomática, sin embargo, su ausencia en un cuadro de dolor agudo a nivel de flancos, no excluye su diagnóstico, ya que del 10 al 30% de los cuadros no presentan estén signo (6).

Otros síntomas asociados son la náusea y el vómito. También pueden estar presentes síntomas urinarios (urgencia miccional y disuria), especialmente si el cálculo está localizado a nivel de uréter distal.

Diagnóstico

El diagnóstico se basa en la sospecha clínica y es confirmado con un estudio de imagen, con el cual, podemos aproximarnos al tipo de cálculo, su localización y tamaño. La probabilidad de paso espontáneo de un cálculo ureteral está relacionada con el tamaño y la ubicación del cálculo. La mayoría de los cálculos de ≤4 mm de diámetro pasan espontáneamente. El diámetro del cálculo ≥ 5 mm se asocia con una disminución progresiva en la tasa de paso espontáneo, lo cual es poco probable con cálculos de ≥ 10 mm de diámetro. Los cálculos ureterales proximales también tienen menos probabilidades de paso espontáneamente.

El examen de imagen de elección es la tomografía computarizada del abdomen y la pelvis sin contraste, realizada con tecnología de escaneo de bajas dosis de radiación, que facilita la determinación de la composición del cálculo por su aspecto, densidad y ubicación.

Al estar enfocado el diagnóstico en primer nivel difícilmente se tendrá acceso a dicho estudio de imagen. Sin embargo, un estudio mucho más práctico, accesible y razonable es el ultrasonido de riñones y vías urinarias, detecta de forma confiable la hidronefrosis y no involucra radiación, es el método preferido en caso de pacientes embarazadas o con sospecha y como alternativa a la tomografía computarizada.

La ecografía es menos precisa y demuestra una mayor variabilidad que la Tomografía computarizada del abdomen y la pelvis. La sensibilidad y especificidad es de 0.70 (IC 95%, 0.67-0.73) y 0.75 (0.73-0.78) respectivamente (13). Al ser menos precisa, después de un ultrasonido negativo se solicita una TC. Este examen de imagen es operador dependiente, sin embargo, como primera evaluación resulta útil en muchos casos para definir el tratamiento expectante en primer nivel.

Entre las pruebas de uso menos frecuentes, pero importantes de mencionar, por la utilidad en primer nivel de atención, está la radiografía abdominal. Este examen de imagen no detecta hidronefrosis y es menos preciso que la tomografía, en cuanto a localización del cálculo se refiere. Sin embargo, es utilizado para seguimiento en el tratamiento de los pacientes con nefrolitiasis, en algunos casos combinado con el ultrasonido. Detecta entre 29 al 59% de los cálculos observados en las tomografías sin contraste (14).

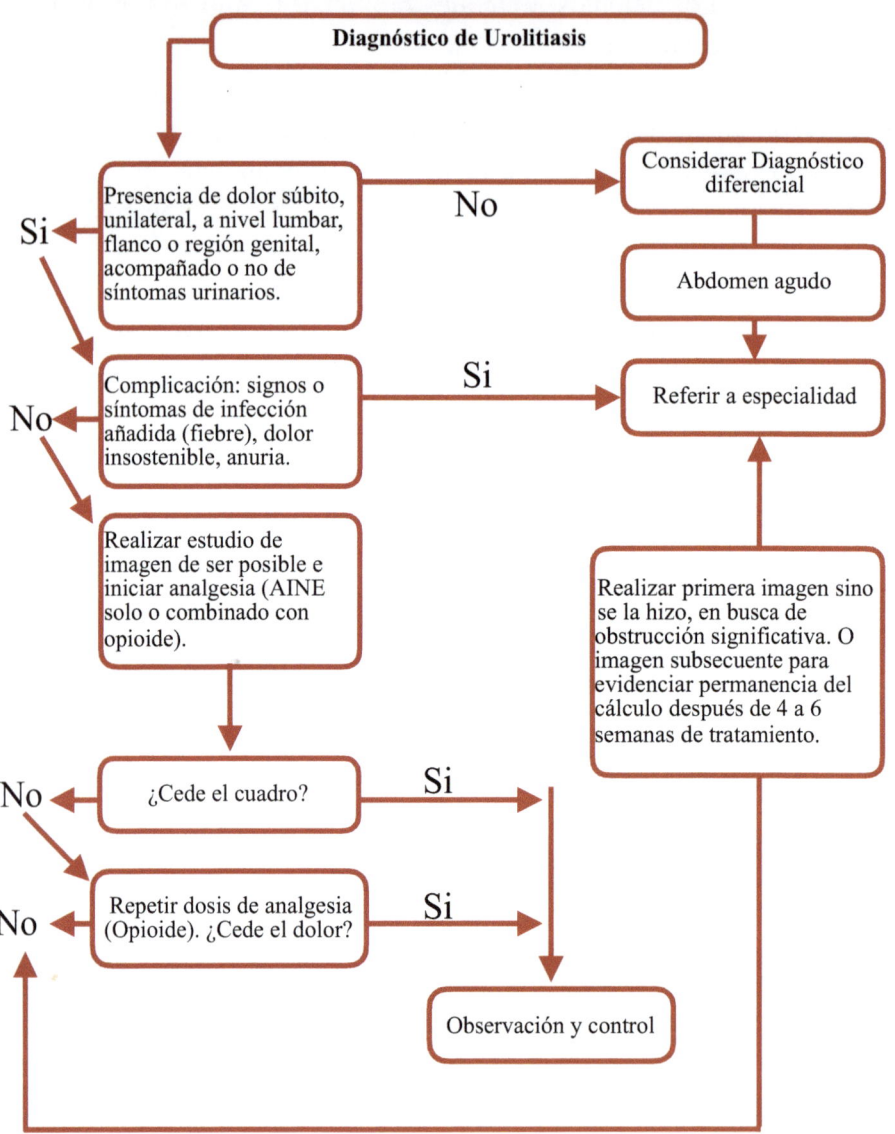

Ilustración 1 Algoritmo Diagnóstico y manejo de Urolitiasis. Realizado por Md. Lissette Font

Tratamiento

Una vez tengamos la alta sospecha de diagnóstico o la imagen que nos confirme el lito, con un tamaño o localización con alta probabilidad de evacuación y sin signos de alarma, entramos al tratamiento en la unidad de primer nivel donde debemos priorizar el control y manejo del dolor.

Control del dolor: los pacientes podrán manejarse en el hogar siempre y cuando permanezca la tolerancia oral. Los principales analgésicos son los AINES y opiodes.

- AINES: Los Antiinflamatorios no esteroideos tiene la ventaja de disminuir el tono del músculo liso ureteral, tratando directamente el mecanismo por el cual se cree que ocurre el dolor. Por otro lado, en pacientes con enfermedad renal preexistente los AINES pueden interferir con la respuesta autorreguladora del riñón a la obstrucción aguda e inducir daño renal agudo.
- Estudios prospectivos, aleatorizados y controlados sugieren que los AINES son tan efectivos como los opiáceos (16).
- Los AINES y los opiodes asociados (ejemplo morfina y ketorolaco) pueden ser superior a cualquier fármaco analgésico solo, con un alivio del dolor completo a los 20 minutos y menor probabilidad de requerir dosis de rescate con opiáceo.

Terapia médica expulsiva: existen intervenciones médicas que aceleran la velocidad del paso del cálculo en la vía urinaria (principalmente uréteres) y en aquellos casos de cálculos con un diámetro superior a 5 y menor o igual a 10 mm.

- Alfa-bloqueantes: la tamsulosina a dosis de 0,4 mg una vez al día (hasta máximo 4 semanas).
- Bloqueantes de canales de calcio: nifedipina, también facilitan el paso del cálculo, aunque no tan rápido como los alfa-bloqueantes. Requiere observación en la unidad (17).

Pronóstico de los pacientes

En general los pacientes con cálculos menores a 5 mm de diámetros presentan un buen pronóstico y recuperación, por la alta probabilidad de eliminación espontánea. El manejo del dolor es prioritario. No se deben alentar a los pacientes a terapias de expulsión no médicas (Ingesta de cerveza) las cuales no presentan evidencia científica y podrían complicar el el cuadro con aumento significativo del dolor. Aquellos pacientes con cálculo entre 5 y 10 mm de diámetro, pueden ser manejados en primero nivel, con la consideración de mantenerlos vigilados. Deben ser remitidos ante cualquier signo de alarma, persistencia de dolor intenso o evidencia de no eliminación espontánea entre 4 a 6 semanas.

Recomendaciones
- La mayoría de los pacientes con cólico renal agudo pueden ser tratados de forma conservadora con analgésicos e hidratación, hasta la eliminación del cálculo.
- El diagnóstico se lo confirma por imagen y el tamaño del cálculo es el principal determinante de su eliminación espontánea, siendo factible si miden menos de 5 mm de diámetro.
- Considerar el traslado del paciente a Urología si presenta clínica de urosepsis, historia de lesión renal (monorreno), anuria, molestias significativas, cálculos superiores a 10mm de diámetro, casos con obstrucción significativa o que el cálculo no haya sido evacuado después de 4 a 6 semanas.

BIBLIOGRAFÍA

1. Chyng-Wen F, Eggers P, Kimmel P. Emergency department visits, use of imaging, and drugs for urolithiasis have increased in the United States. Kidney International. 2013; 83(3).
2. Daudon M. Epidemiología actual de la litiasis renal: ejemplo del caso francés. EMC - Urología. 2006; 38(1).
3. Scales C, Curtis L, Norris R, Springhart W, Sur R, Schulman K, et al. Changing gender prevalence of stone disease. The journal of urology. 2007; 177(3).
4. Singh P, Enders F, Vaughan L. Stone Composition Among First-Time symptomatic Kidney Stone Formers in the Community. Mayo Clinic Proceedings. 2015; 90(10).
5. Lieske J, Rule A, Krambeck A. Stone Composition as a Function of Age and Sex. Clinical Journal of the American Society of Nephrology. 2014; 9(12).
6. Teichman J. Acute renal colic from ureteral calculus. New England Journal Of Medicine. 2004; 350(7).
7. Ferraro P, Curhan G, Gambaro G, Taylor E. Total, Dietary and supplemental vitamin C intake and risk of incident kidney stones. American Journal od Kidney Diseases. 20016; 67(3).
8. Elton T, Roth C, Berquist T. A clinical prediction rule for the diagnosis of ureteral calculi in emergency departments. Journal General Internal Medicine. ; 8(2).
9. Evan A, Lingeman J, Coe F, Parks J, Bledsoe S, Shao Y, et al. Randall's plaque of patients with nephrolithiasis begins in basement membranes of thin loops of Henle. Journal Clinical Investigation. 2003; 111(5).
10. Kim S, Coe F, Tinmouth W, Parks J, Lingeman J. Stone Formations is proportional to papillary surface coverage by randall's plaque. The Journal Urology. 2005; 173(1).
11. Evan A, Worcester E, Coe F, Williams J, Lingeman J. Mechanisms of human kidney stone formation. Urolithiasis. 2014 Agosto; 43(1).
12. Susaeta R, Benavente D, Marchant F, Gana R. Diagnóstico y manejo de litiasis renales en adultos y niños. Rev. Med. Clin. Condes. 2018; 29(2).
13. Wong C, Teitge B, Ross M, Young P, Robertson H, Lang E. The Accuracy and prognostic value of point-of-care ultrasound for nephrolithiasis in the emergency department: a systematic review and meta-analysis. Academic Emergency Medicine. 2018; 25(6).
14. Jung S, Kim Y, Park H, Paick S, Lho Y. Sensitivity of Digital Abdominal Radiography for the detection of ureter stones by stone size and location. Journal of Computer Assisted Tomography. 2010; 34(6).
15. Cole R, Fry C, Shuttleworth K. The action of prostaglandins on isolated human ureteric smooth muscle. British Journal of Urology. 988; 61(1).
16. Cordell W, Wright S, Wolfson A. Comparison of intravenous ketorolac, meperidine and both (balance analgesia) for renal colic. Annals of Emergency Medicine. 1996; 28(2).
17. Hollingsworth J, Rogers M, Kaufman S. Medical therapy to facilitate urinary stone passage, a meta-analysis. The Lancet. 2006; 368(9542).

CAPITULO 7

CETOACIDOSIS DIABÉTICA
Autor: Dr. Kevin David Aldás Ibujes

Cetoacidosis Diabética

Definición

La cetoacidosis diabética junto con la descompensación hiperglucémica hiperosmolar no cetócica y la hipoglucemia son complicaciones metabólicas agudas típicas de diabetes, la cetoacidosis principalmente en la DM1 aunque también la podemos encontrar en la DM2 en situaciones de estrés (1).

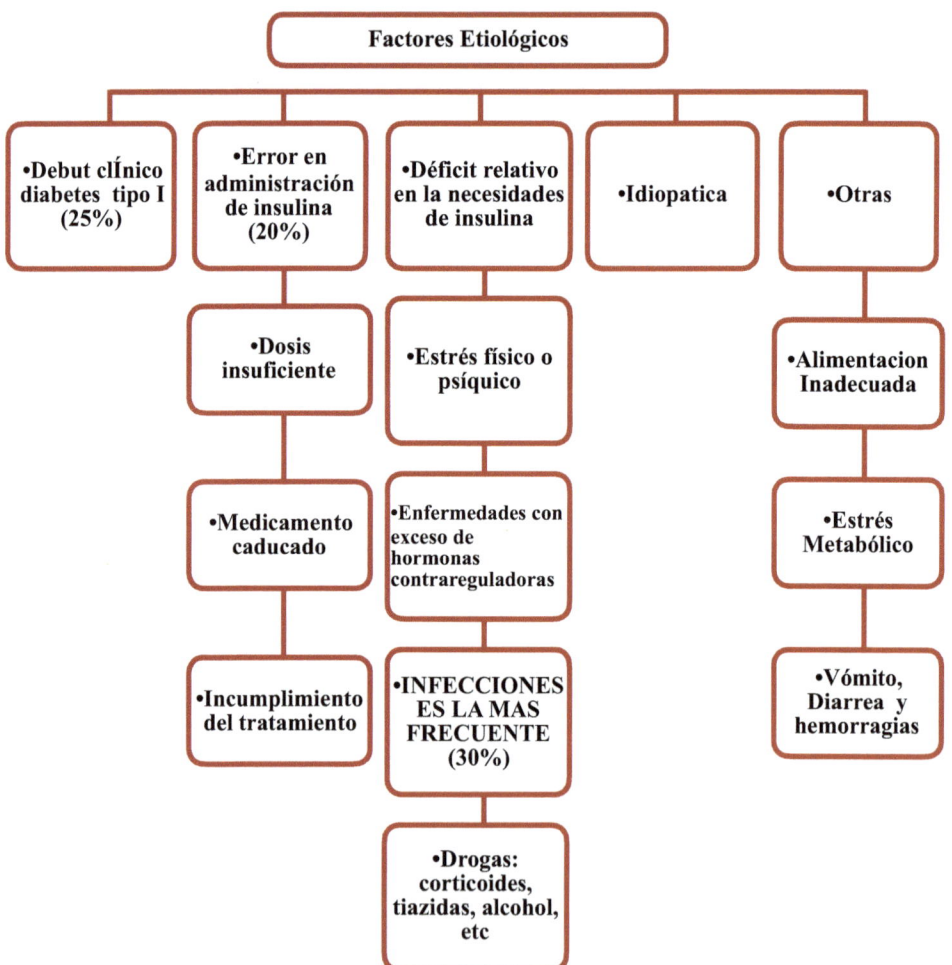

Figura 1: factores etiológicos CAD

Epidemiología

El número de personas con diabetes ha aumentado de 108 millones en 1980 a 422 millones en 2014 (2).

En Ecuador. Según la encuesta ENSANUT, la prevalencia de diabetes en la población de 10 a 59 años es de 1.7%. Esa proporción va subiendo a partir de los 30 años de edad, y a los 50, uno de cada diez ecuatorianos ya tiene diabetes (3).

La frecuencia de Cetoacidosis diabética en niños y adolescentes con diabetes tipo 1, aunque estable, permanece elevada (5).

La prevalencia cetoacidosis al momento del diagnóstico de diabetes, varía ampliamente en los diferentes países, oscilando entre el 15 y el 67%, siendo menor en los lugares donde la enfermedad es más común y mejor conocida (6).

Fisiopatología

El elemento fundamental de que nombre a la cetoacidosis es el aumento de la cetogénesis hepática, responsable de la acidosis.

Pero si bien en la cetoacidosis diabética el elemento principal lo constituye la elevación de la cetogénesis hepática, existen otros, como la hiperglucemia masiva, la hiperosmolaridad plasmática, la intensa poliuria y la depleción hidroiónica que tiene al final a una reducción de la relación insulina/glucagón (4).

La cetoacidosis es el resultado de déficit relativo o absoluto de insulina combinado con exceso de hormonas antagonistas. Para que se desarrolle una cetoacidosis es especialmente necesaria la combinación de déficit de insulina y exceso de glucagón. El descenso de la proporción entre insulina y glucagón incrementa la gluconeogénesis, glucogenólisis y formación de cuerpos cetónicos en el hígado, además de incrementar el suministro al hígado de sustratos procedentes de la grasa y el musculo (ácidos grasos libres, aminoácidos).

La combinación de déficit de insulina e hiperglucemia disminuye las Concentraciones de fructosa-2,6-fosfato en el hígado, lo que altera la actividad de la fosfofructocinasa y de la fructosa-1,6-bisfosfatasa.

La deficiencia de insulina reduce también las concentraciones del transportador de glucosa GLUT4, lo que trastorna la captación de glucosa por el musculo esquelético y el tejido Graso y reduce el metabolismo intracelular de este azúcar.

La cetosis es el resultado de un incremento notable de los ácidos grasos libres procedentes de los adipocitos, con el resultado de un desplazamiento hacia la síntesis hepática de los cuerpos cetónicos. El descenso de los Valores de insulina, combinado con elevaciones de catecolaminas y hormona del crecimiento, aumenta la lipolisis y la liberación de ácidos grasos libres. Normalmente, estos ácidos grasos libres son biotransformados en triglicéridos y VLDL en el hígado, pero en la cetoacidosis la hiperglucagonemia altera el metabolismo hepático favoreciendo la formación de cuerpos cetónicos, a través de la activación de la enzima carnitina palmitoiltransferasa.

I. Esta enzima es crucial para la regulación del transporte de ácidos grasos al interior de las mitocondrias, donde ocurre la oxidación beta y la biotransformación en cuerpos cetónicos. En el pH fisiológico, los cuerpos cetónicos existen en forma de cetoácidos, que son neutralizados por bicarbonato.

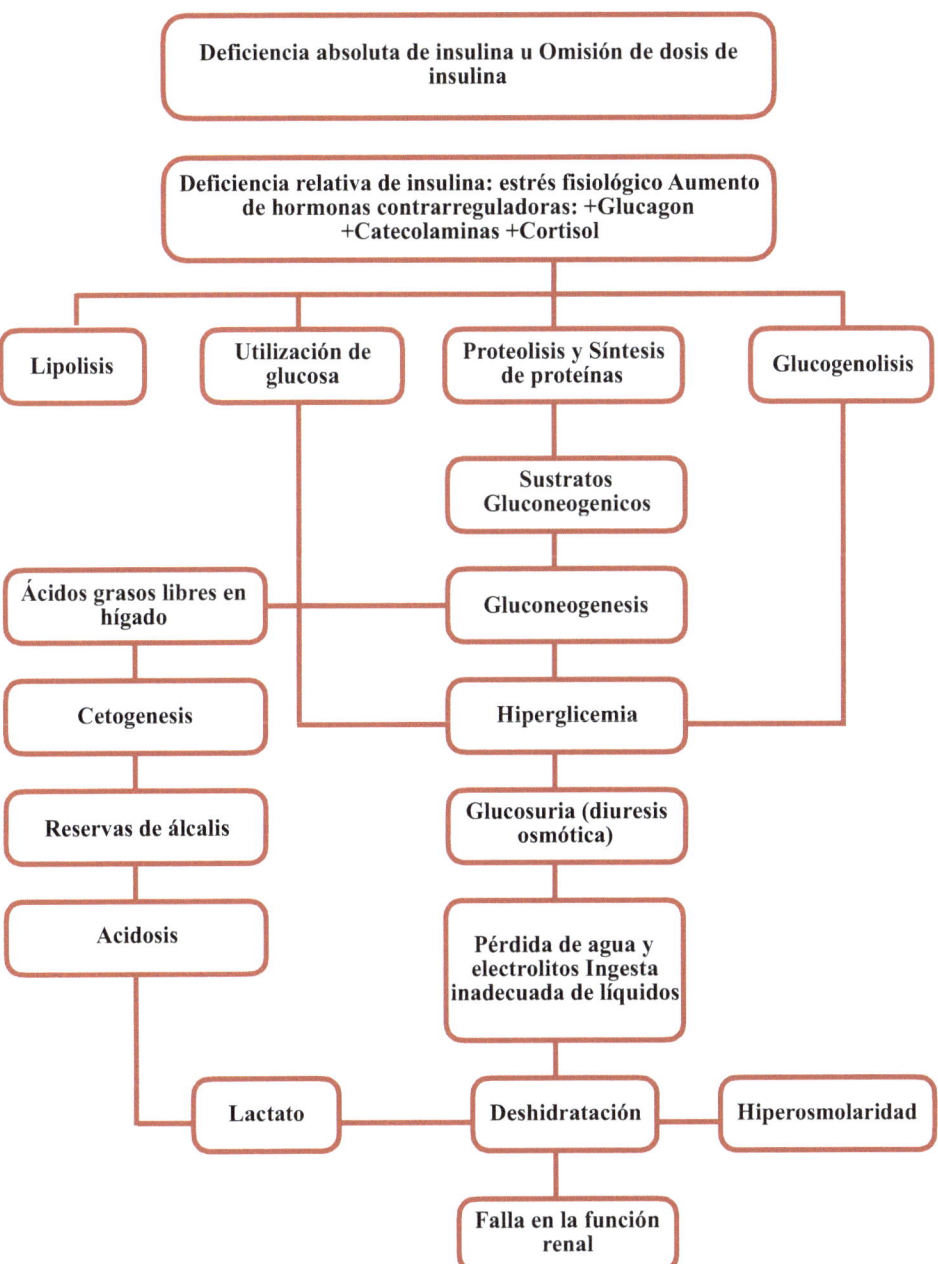

Figura 2: fisiopatología CAD

Al agotarse los depósitos de bicarbonato sobreviene la acidosis metabólica. A ella contribuye también el aumento de la producción de ácido láctico. El incremento de los ácidos grasos libres aumenta la producción hepática de triglicéridos y VLDL.

La eliminación de estas últimas también se encuentra disminuida por la menor actividad de la lipasa de lipoproteína sensible a insulina en el musculo y en el tejido adiposo. La intensidad de la hipertrigliceridemia puede ser suficiente para provocar pancreatitis.

El desencadenante de la cetoacidosis es el aumento de las necesidades de insulina, como sucede en caso de enfermedades concomitantes (5).

Criterios diagnósticos
El diagnostico de cetoacidosis diabética se sospecha por los síntomas del paciente y se confirma mediante la demostración de hiperglucemia, cetonemia o cetonuria y acidosis metabólica.

Clínica
La sintomatología se caracteriza por nausea, vómito, anorexia, poliuria, polidipsia, polifagia, astenia, pérdida de peso, fetor cetonémico, hiperventilación, alteración del estado de consciencia y dolor abdominal, que en ocasiones puede simular un abdomen agudo.

Con relativa frecuencia la temperatura es normal o baja, a pesar de presentar una infección como factor desencadenante, como consecuencia de la vasodilatación periférica, la hipotermia es signo de mal pronóstico (4).

Hiperglucemia
Las glucemias oscilan entre 250 y 600 mg/dl en función del volumen plasmático circulante. Sin embargo, un paciente senil puede presentar una glucemia superior a 600 mg/dl por deshidratación, de la misma forma que una mujer embarazada puede tener cifras inferiores a 250mg/dl en presencia de una cetosis manifiesta (4).

Cetosis: cetonuria/cetonemia.

Los valores de cetonuria se registran usando tiras reactivas de nitroprusiato. En la actualidad también es posible la determinación de cetonemia en sangre capilar mediante reflectómetro. Se considera cetonemia grave cuando es > 3mmol/L o su equivalencia +++/++++. Si la cetonemia está entre 0.6 y 1.4 mmol/l, se repite la determinación 1 hora más tarde y si esta entre 1.5 y 3 mmol/l la cetoacidosis es probable.

Acidosis Metabólica

Se produce como consecuencia de la acumulación de cuerpos cetónicos en la sangre. El pH arterial es inferior a 7.3 y le bicarbonato sérico inferior a 15 mEq/l. Este tipo de acidosis pertenece al grupo de anión GAP elevado (>14 mEq/l). Es importante realizar diagnóstico diferencial con otras causas de acidosis metabólica con anión GAP elevado, como acidosis láctica, intoxicación por metano u otras drogas, insuficiencia renal crónica, o con procesos que cursen con cetosis, como ayuno o cetosis alcohólica.

Variables	CAD			EHH
	Leve	Moderada	Severa	
Glucosa Plasmática	>250	>250	>250	>600
Ph arterial	7.25 a 7.30	7.00 a 7.24	>7.00	>7.30
Bicarbonato	15 a 18	10 a>15	>10	>15
Cetonas urinarias o séricas	Positiva	Positiva	Positiva	Baja o negativa
Osmolaridad sérica	Variable	Variable	Variable	>320
Brecha aniónica	>12	>12	>12	>14
Alteración del estado de conciencia	Alerta	Alerta, somonoliento	Estupor, coma	Estupor, coma

Tabla 1: Criterios diagnósticos de cetoacidosis diabética (CAD) y estado hiperosmolar (EHH).

Exploraciones Complementarias

La CAD es una acidosis metabólica con anión gap elevado, el cual se eleva por la cetogénesis, especialmente por el BOHB. El anión gap se calcula usando el sodio medido, no el sodio corregido.

Cálculo del anión gap: Na (mEq/L) − [Cl (mEq/L) + HCO3 (mEq/L)]

La leucocitosis está presente en la CAD, aún en ausencia de infección; se explica por la elevación de las hormonas de estrés, como el cortisol y catecolaminas, siendo proporcional a la cetonemia. La amilasa y la lipasa pueden estar elevadas en la CAD, en ausencia de pancreatitis; el incremento de ambas enzimas se asocia al aumento de osmolalidad plasmática (8).

Electrocardiograma y radiografía posteroanterior y lateral de tórax (8)

Criterios de Ingreso

Todos los pacientes con sospecha de diagnóstico de CAD requieren ingresos hospitalario, inicialmente en el área de observación del servicio de urgencias, si bien los casos graves (alteración sensorial, pH< 7,0 o insuficiencia renal por deshidratación) han de ingresar a cuidados intensivos.

Tratamiento
Medidas Generales

- Dieta absoluta hasta que el estado del paciente lo permita y remitan los vómitos.
- Sondaje vesical con medición de la diuresis horaria, siempre que el paciente este en coma, tenga oligoanuria después de 2 horas de tratamiento.
- Inspección de venas yugulares y auscultación cardiorrespiratoria con periodicidad horaria. Si se sospecha de sobrecarga de volumen circulatorio se canaliza una vía venosa periférica con un catéter de inserción periférica para la monitorización horaria de la presión venosa central.
- Monitorización del ritmo y la frecuencia cardiaca.
- Medición de la horaria de la glucemia, glucosuria, y cetonuria mediante tira reactiva, hasta que la glucemia sea inferior a 300 mg/dl. Después, estas determinaciones se realizan cada 6 horas.
- Medición de la presión arterial y temperatura cada 8 horas.
- En caso de coma, vomito persistente o dilatación gástrica aguda, se coloca una sonda nasogástrica.

Tratamiento especifico

Es prudente corregir la hiperglucemia, acidosis y deshidratación lentamente, en 48 horas, ya que el descenso rápido de la osmolaridad incrementa el riesgo de edema cerebral, teniendo en cuenta las siguientes consideraciones (9).

Rehidratación

Inicialmente se administrará solución fisiológica o salina al 0.9%, 10 mL/kg en una hora.

La reposición de líquidos se efectuará en 48 horas, pudiendo administrarse 2/3 de los líquidos en las primeras 24 horas de terapia y 1/3 en las siguientes 24 horas, o uniformemente durante los dos primeros días de rehidratación; la solución a usarse puede ser la salina al 0.45% o la fisiológica o salina al 0.9% (9).

La rehidratación salina constituye el tratamiento estándar de la deshidratación en la CAD. No se ha establecido aún si la administración de Ringer lactato es más segura que la de solución salina, la cual en ocasiones puede asociarse con acidosis hiperclorémica.

Después de la resucitación inicial con solución salina al 0.9%, el tipo de solución a administrarse dependerá de la natremia del paciente; si presenta hiponatremia, se continúa con solución salina al 0.9 %; si la natremia es normal o elevada, se indica solución salina al 0.45%.

Se ha observado que los niños rehidratados con cualquiera de las anteriores dos soluciones, requieren volúmenes similares de líquidos, normalizándose las glucemias en tiempos semejantes; cuando se administra solución salina al 0.9%, es más frecuente la acidosis hiperclorémica, la cual provoca un requerimiento mayor de insulina (10).

Volumen de líquido

Después de la administración de solución salina al 0.9%, 10 mL/kg/h por 1 a 2 horas, se indica un volumen de líquidos equivalente al líquido de mantenimiento más el líquido que corrija el grado de deshidratación; el total no debe exceder dos veces el líquido de mantenimiento.

A. **Líquido de mantenimiento:** Aplicar "regla de 4 - 2-1": 4 mL / kg / h, para los primeros 10 kg de peso. 2 mL / kg / h, para los siguientes 10 kg de peso (11 a 20 kg). 1 mL / kg / h, para cada kg por encima de los 20 kg de peso.

A. Grado de deshidratación: CAD moderada.- Deshidratación de 5 a 7%. CAD grave.- Deshidratación de 7 a 10%. Se ha descrito que en promedio, el grado de deshidratación evidenciado en pacientes con CAD, es de 5.7%. Cuando la glucemia del paciente baja a menos de 250 mg/dL, se inicia la administración de soluciones que contienen glucosa al 5 o al 10%.

Potasio

En promedio, el déficit de potasio en niños con CAD, es de 3 a 5 mEq/kg, aunque puede ser mayor. Una vez que se confirma la adecuada función renal, la hipokalemia se trata adicionando K, 20 a 30 mEq/h, como KCl, a la solución salina al 0.45%.

Bicarbonato

Se sugiere administrar bicarbonato a los pacientes con pH < 6.9. En adultos, no se han reportado diferencias en la mortalidad o el rango de recuperación neurológica entre los pacientes con CAD severa, que recibieron bicarbonato endovenoso y aquellos que no lo hicieron. En niños, la terapia con bicarbonato endovenoso puede incrementar el riesgo de edema cerebral; actualmente no se recomienda su administración porque no se ha evidenciado ningún beneficio en su uso en pacientes con CAD severa (11).

Insulina

Se recomienda la infusión endovenosa continua de insulina regular, siendo la dosis estándar de 0.1 U/kg/h; recientemente se han propuesto dosis bajas de insulina, de 0.03 a 0.05 U/kg/h, las cuales también pueden normalizar los niveles de BOHB, de manera efectiva, con menor riesgo de provocar edema cerebral. Aún no se ha establecido si los pacientes con CAD severa (pH < 7.1; HCO3 < 5 mmol/L), responden de igual manera a dosis bajas en comparación a dosis estándar de insulina.

La infusión endovenosa con insulina debe iniciarse una hora después de la fluidoterapia de resucitación con solución salina, evitando el bolo de insulina para minimizar el riesgo de edema cerebral. El bolo inicial de insulina no ha demostrado ser más eficaz que la administración continua de insulina, por lo cual actualmente no es recomendado.

La insulina regular por vía endovenosa es igual de segura y efectiva que el análogo glulisina, en el tratamiento de la CAD; sin embargo, la insulina regular es más económica, por lo cual se sigue recomendando su uso.

La insulina subcutánea se aplicará 30 a 60 minutos antes de suspender la infusión continua endovenosa de insulina, previniendo el aumento de la glucemia. La dosis en promedio de insulina subcutánea es de 0.6 a 0.8 U/kg/d.

En niños con CAD leve a moderada, no complicada, la terapia con análogos de insulina de acción rápida, es segura y efectiva, constituyendo una alternativa al tradicional uso de insulina regular por vía endovenosa.

Los pacientes con CAD severa o complicada siempre deben tratarse con insulina regular por vía endovenosa19. Cuando se resuelve la CAD (pH > 7.3, bicarbonato > 15 mmol/L, BOHB < 1 mmol/L), se suspende la insulina endovenosa y se inicia la insulina subcutánea.

Antibiótico
La administración sistémica de antibiótico en CAD no está indicada. Esto se prescribe en situaciones en las que se detecte o se sospeche de procesos infecciosos como causante de la descompensación diabética.

Resolución de CAD está dada cuando:
- Glucemia < 200 mg/dL.
- Normalización del anión gap.
- pH> 7.3 o bicarbonato > 15.
- La cetonemia y cetonuria pueden persistir por 24 a 36 horas, por su eliminación lenta.

Mortalidad
Antes del descubrimiento de la insulina, la mortalidad por CAD era > 90%; actualmente es cercana al 5% en la población general; siendo < 1% en algunos países desarrollados (9).

La CAD presenta una mortalidad estimada del 2 a 12%, representando la causa principal de muerte en niños diabéticos.

El edema cerebral es el responsable en el 60 a 90% de los casos, de la mortalidad por CAD en niños.

Descompensación hiperglúcemica hiperosmolar no cétosica
Definición
Es un síndrome clínico-analítico que se produce con relativa frecuencia en pacientes diabéticos tipo 2, y es a menudo la primera manifestación de la enfermedad.

Como factores desencadenes de este síndrome destacan: infecciones, generalmente de origen respiratorio y urinario, la interrupción del tratamiento hipoglucemiante, ciertos fármacos (corticoides, hidantoina, diuréticos, inmunosupresores), las quemaduras el ictus y las transgresiones dietéticas. Esta enfermedad tiene una elevada mortalidad (15-45%) asociada a la edad, la disminución del estado de consciencia y la presencia de hipotensión arterial (4).

Manifestaciones clínicas
El paciente prototípico en estado hiperosmolar hiperglucémico (HHS) es un anciano con DM tipo 2 con antecedentes de varias semanas de duración con poliuria, pérdida de peso y disminución del consumo oral que culminan en confusión mental, letargo o coma (5).

Los datos de la exploración física reflejan deshidratación grave e hiperosmolalidad así como hipotensión, taquicardia y trastorno del estado mental. Es notable la ausencia de síntomas como nausea, vomito, dolor abdominal y la respiración de Kussmaul característica de la CAD. Con frecuencia el HHS es precipitado por una enfermedad concurrente grave, como infarto del miocardio o apoplejía. Otros factores precipitantes frecuentes son septicemia, neumonía y otras infecciones, y se debe investigar su presencia.

Asimismo pueden contribuir al desarrollo de este trastorno padecimientos debilitantes (apoplejia previa o demencia) o situaciones sociales que obstaculizan el consumo de agua (5).

Fisiopatología

El déficit relativo de insulina y el aporte insuficiente de líquidos son las causas que subyacen al EHH. El déficit de insulina aumenta la producción hepática de glucosa (a través de la glucogenólisis y gluconeogénesis) y altera la utilización de glucosa en el músculo esquelético. La hiperglucemia induce una diuresis osmótica que provoca disminución del volumen intravascular, que se exacerba aún más por el aporte insuficiente de líquidos. No se comprende por completo la ausencia de cetosis en el EHH. Es posible que el déficit insulínico sea solo relativo y menos grave que en el caso de la CAD.

En algunos estudios se han encontrado concentraciones más bajas de hormonas contrarreguladoras y de ácidos grasos libres en el EHH que en la CAD. También es posible que el hígado sea menos capaz de sintetizar cuerpos cetónicos o que el cociente insulina/glucagón no favorezca la cetogénesis (5).

VALORES DE LABORATORIO EN: CAD EHH		
Glucosa, a mmol/L (mg/100 mL)	13.9-33.3 (250-600)	33.3-66.6 (600-1 200)
Sodio, meq/L	125-135	**135-145**
Potasio, [ab]	Normal a	Normal
Magnesio a	Normal	Normal
Cloruro a	Normal	Normal
Fosfato, [ab]	Normal	Normal
Creatinina	Ligeramente	Moderadamente
Osmolalidad, mOsm/mL	300-320	330-380
Cetonas plasmáticas a	++++	+/-
Bicarbonato sérico, a meq/L	<15	Normal o ligeramente
pH arterial	6.8-7.3	>7.3
Pco2 arterial, a mmHg	20-30	Normal
Desequilibrio aniónico a| [Na-(Cl+HCO3)]		Normal o ligeramente

a Se producen grandes variaciones durante el tratamiento de la cetoacidosis diabética
b Aunque las concentraciones plasmáticas pueden ser normales o estar elevadas en el momento de la presentación, las reservas corporales suelen estar disminuidas.

Tabla 2: diferencia de valores de laboratorio, Med.interna Harrison

Criterios Diagnostico

El estado hiperosmolar hiperglucemico no cetósico se caracteriza por los siguientes criterios:

- Glucemia superior 600 mg/dl.
- Osmolaridad plasmática superior a 320 mOsm/l.
- Disminución del estado de consciencia, desde somnolencia hasta coma profundo, en cuyo caso se trata de un coma hiperosmolar. La gravedad de la depresión de la consciencia depende del grado de hiperosmolaridad, comenzando generalmente cuando esta es mayor de 350 mOsm/l, aunque no siempre está presente.
- Ausencia de cetoacidosis intensa, si bien en ocasiones puede aparecer una cetoacidosis leve (pH>7.30, bicarbonato sérico > 15mEq/L, cetonuria leve o ausente). Esto pacientes pueden presentar una acidosis metabólica manifiesta, pero cuando aparece es de origen láctico y se debe a hipoperfusión periférica secundaria a la deshidratación característica en esta afección (4).

Exámenes Complementarios

- **Biometría:** Las más destacadas son la hiperglucemia marcada [la glucosa plasmática puede ser >55.5 mmol/L (1 000 mg/100 mL)], la hiperosmolalidad (>350 mosm/L) y la hiperazoemia prerrenal. El sodio sérico cuantificado puede ser normal o ligeramente bajo a pesar de la notable hiperglucemia. El sodio sérico corregido suele estar aumentado [se añade 1.6 meq al sodio cuantificado por cada 5.6 mmol/L (100 mg/100 mL) de incremento en la glucosa sérica].
- **Orina con sedimentos:** A diferencia de lo que sucede en la CAD, no suele haber acidosis ni cetonemia, o estas son leves. Puede haber una discreta acidosis con desequilibrio aniónico secundario al aumento del ácido láctico. Si existe cetonuria moderada se debe a la inanición (5).
- **Radiografías posteroanterior y lateral de tórax:** Para descartar procesos neumónicos desencadenes del cuadro.
- **Electrocardiograma:** Para valorar la existencia de un infarto agudo de miocardio concomitante o alteraciones electrolíticas.
- **Hemocultivos y urocultivos:** Si hay fiebre.

Criterios De Ingreso
Todos los pacientes con sospecha de diagnóstico de EHH requieren ingresos hospitalarios, inicialmente en el área de observación del servicio de urgencias.

Tratamiento
Medidas generales
- Dieta absoluta hasta que el estado del paciente una hidratación oral adecuada.
- Sondaje vesical con medición de la diuresis horaria.
- Si se produce vomito persistente o dilatación gástrica aguda, se coloca una sonda nasogástrica.
- Inspección de venas yugulares y auscultación cardiorrespiratoria con periodicidad horaria. Si se sospecha de sobrecarga de volumen circulatorio se canaliza una vía venosa periférica con un catéter de inserción periférica para la monitorización horaria de la presión venosa central.
- Monitorización del ritmo y la frecuencia cardiaca.
- Comprobación del estado de consciencia cada hora.
- Medición de la horaria de la glucemia, glucosuria, y cetonuria mediante tira reactiva, hasta que la glucemia sea inferior a 300 mg/dl. Después, estas determinaciones se realizan cada 8 horas.
- Medición de la presión arterial y temperatura cada 8 horas.

Tratamiento especifico
Reposición hídrica
La reposición de fluidos es el pilar del tratamiento. Se basa en el estado cardiovascular previo del paciente y en el déficit de agua libre. Es necesario saber qué tipo de líquido y la velocidad de administración (4).
- Tipo de fluido

Dependerá de la natremia, aunque cuando se desconozca se utiliza las cifras de presión arterial.

Si el paciente tiene Na sanguíneo > 150mEq/l o es normotenso o hipertenso, se administra suero salino seminormal (0.45%)(se puede obtener con la mezcla de 250 ml de agua destilada más 250 suero fisiológico) durante las primeras 2 horas, después de las cuales se utiliza suero salino normal (0.9%). Si el paciente tiene Na sanguíneo < 150 mEq/l o esta hipotenso se administra suero fisiológico (0.9%) desde el inicio.

• Velocidad de infusión

Durante las primeras 2 horas se administra 500-1000 ml del líquido elegido. Después, se perfunde a una velocidad que se determina por el déficit de agua libre:

Litro a reponer = ACT x [(Na actual/ Na deseado)-1]

ACT(agua corporal total) = 0.6 x peso corporal(kg)

A este déficit de agua hay que añadir las necesidades basales diarias de este líquido, que se estima entre 1500-2000 ml/día. El 50% del déficit de agua calculado (litros que hay que reponer más lo basal) se administra durante las primeras 12-24 horas incluido lo de las primeras 2 horas, y el 50% restante se administra en las siguientes 24 horas.

Insulina

• Cuando la glucemia sea superior a 300 mg/dl, y una vez descartadas las cifras de potasio sérico inferiores a 3.3 mEq/l, se administra insulina de acción rápida en perfusión intravenosa continua, en dosis de 0.1 UI/Kg/h.

• Cuando la glucemia sea inferior a 300 mg/dl y la osmolaridad plasmática inferior a 315 mOsm/l, se reduce la dosis de insulina a la mitad (0.05 IU/Kg/h).

• Cuando se consiga normalizar la glucemia durante 24 a 48 horas y le paciente pueda comer, se suspende la perfusión intravenosa de insulina continua y se inicia una pauta de insulina basal bolo corrección por vía subcutánea. Cuyos requerimientos de insulina en las últimas 24 horas. Se administra inicialmente el 80% de la dosis calculada.

Potasio

• Si las concentraciones de potasio sérico son iguales o superiores a 5.5 mEq/l, se desconoce o el paciente está en anuria, no debe administrarse este ion y valorar cada hora.

- Si estas entre 3.3 y 5.5 mEq/l, se administra cloruro potásico en dosis de 20 mEq/h diluidos en suero fisiológico durante las primeras 2 horas; después, la dosis varia en 60 y 100 mEq/día, según la función renal del paciente y los nuevos controles.
- Si es inferior a 3.3 mEq/l, se debe retrasar la administración de insulina hasta que los valores se encuentre superior a este valor, y se administra cloruro potásico en dosis de 40 mEq diluidos en cada litro de suero.

Bicarbonato

Las administración en esta patología no suele ser normal excepto en caso de acidosis metabólica de origen láctico con pH < 7.20.

Heparina de bajo peso molecular

Se utiliza como profilaxis de las complicaciones tromboembólicas, cuya incidencia en esta patología es elevada.

Antibiótico

La antibioticoterapia está indicada en la mayoría de los casos, especialmente en situaciones en las que se detecte o sospeche un proceso infeccioso causante de la enfermedad.

BIBLIOGRAFÍA

1. Kitabchi AE, Umpierrez GE, Murphy MB, Kreisberg RA. *Hyperglycemic Crises in Adult Patients With Diabetes.* Diabetes Care 2006 December;29(12):2739-48.
2. *Projections of global mortality and burden of disease from 2002 to 2030.* Mathers CD, Loncar D. PLoS Med, 2006, 3(11):e442.
3. Ceballos Atienza R. *Novedades en diabetes.* 4th ed. Alcalá la Real, Jaén: Formación Alcalá; 2015.
4. Murillo L, Pérez F. *Medicina de urgencias y emergencias.* 5th ed. 2015.
5. Harrison., Longo D. *Principios de medicina interna.* México: McGraw-Hill; 2018.
6. Dabelea D, Rewers A, Stafford J, Standiford D, Lawrence J, Saydah S, et al. *Trends in the prevalence of ketoacidosis at diabetes diagnosis: the SEARCH for diabetes in youth study.* Pediatrics 2014;133:938- 45
7. Choleau C, Maitre J, Filipovic A, Elie C, Barat P, Bertrand A et al. *Ketoacidosis at diagnosis of type 1 diabetes in french children and adolescents.* Diabetes Metab 2014;40:137-42
8. Maletkovic J, Drexler A. *Diabetic ketoacidosis and hyperglycemic hyperosmolar state.* Endocrinol Metab Clin N Am 2013;42:677-95
9. Wolfsdorf J. *The International Society of Pediatric and Adolescent Diabetes guidelines for management of diabetic ketoacidosis.* Pediatr Diabetes 2014;15:277-86
10. Basnet S, Venepalli P, Andoh J, Verhulst S, Koirala J. *Effect of normal saline and half normal saline on serum electrolytes during recovery phase of diabetic ketoacidosis.* J Intensive Care Med 2014;29:38-42.
11. Corwell B, Knight B, Olivieri L, Willis G. *Current diagnosis and treatment of hyperglycemic emergencies.* Emerg Med Clin N Am 2014;32:437-52

CAPITULO 8

CRISIS HIPERTENSIVA
Autor: Dra. Priscila Viviana Ortiz Quiroz

Crisis Hipertensiva

Definición

Se denomina crisis hipertensiva a una elevación brusca de la presión arterial donde encontramos una presión sistólica superior a 180 mm Hg y diastólica superior a 120 mm Hg que puede estar asociada a complicaciones en órganos diana, en algunos casos suele ser asintomática (1).

Clasificación
- Emergencias hipertensivas.
- Urgencias hipertensivas.
- Pseudocrisis hipertensivas (2).

Emergencias hipertensivas

Son elevaciones importantes de la presión arterial, donde va a existir la presencia de daño en órgano blanco, es por este motivo que necesita de tratamiento farmacológico parenteral de acción rápida y vida media corta y con monitorización continua, es recomendable disminuir la presión arterial un 25% hasta las dos horas, se debe evitar la reducción brusca de la presión arterial para prevenir el desarrollo de isquemia en los tejidos, debido a la baja perfusión de los mismos (3).

La principal causa del desarrollo de una emergencia y urgencia hipertensiva es la mala adherencia de antihipertensivos en pacientes ya diagnosticados con hipertensión arterial.

Tipos de emergencias hipertensivas (4)

Neurologicas	Cardiovasculares	Otras
•Encefalopatia hipertensiva	•Sindrome coronario agudo	•Hipertension arterial maligna
•Ictus isquemico	•Edema agudo de pulmon	•Insuficiencia renal aguda
•Hemorragia intracraneal	•Deseccion aortica	•Quemaduras extensas

Encefalopatía hipertensiva

Se caracteriza por presentar de forma insidiosa una clínica inespecífica como cefalea nauseas, vómitos y confusión. El diagnostico confirmatorio se realiza cuando los síntomas neurológicos mejoran después de que la presión arterial se reduce. Sin embargo es importante realizar estudios de imagen como TAC o RM que puede revelar un síndrome de leucoencefalopatia posterior reversible para así poder excluir un accidente cerebrovascular isquémico agudo o hemorrágico donde son tratamientos completamente diferentes (4).

Tratamiento

Reducir la presión arterial el 15% en la primera hora y el 25% el primer día de tratamiento, se puede utilizar labetalol 12,5 a 25 mg en bolo y luego 40mg/hora cn infusión continua el inicio de acción es a los 3 minutos (3).

Se debe cambiar a terapia oral para reducir la presión arterial gradualmente durante tres meses.

Ictus isquémicos

Se caracteriza por un déficit neurológico, debido a una lesión vascular en el sistema nervioso central, que ocasiona una importante discapacidad y mortalidad en los pacientes.

Se debe realizar una terapia de repercusión con agentes trombolíticos para poder restablecer el flujo sanguíneo en zonas cerebrales isquémicas para así disminuir la morbimortalidad en los pacientes, el uso de agentes trombolíticos iv generalmente se realiza hasta 5 horas después de iniciado los síntomas, se debe realizar un control estricto de las cifras tensionales antes y después del inicio del tratamiento, el monitoreo de la presión corresponde a cada 15 minutos durante las primeras 2 horas, cada 30 minutos durante las siguientes 6 horas, y cada hora hasta 24 horas después de comenzar el tratamiento. Si la presión arterial es mayor a 185/110 se debe iniciar terapia con agentes intravenosos como labetalol o nicardipina.

Cabe señalar que para iniciar el tratamiento es fundamental un estudio de neuroimagen como una TAC o RM (5).

Síndrome coronario agudo
Puede diagnosticarse mediante un tipo de dolor torácico, las anomalías en el electrocardiograma y los niveles de marcadores séricos de lesión cardíaca.

En el síndrome coronario agudo con elevación del ST
Se debe realizar un monitoreo cardiaco, administración de oxígeno para llegar a una saturación mayor a 90% y se debe colocar un acceso intravenoso.

En cuanto al tratamiento se debe aliviar el dolor, estabilizar el estado hemodinámico y reducir la isquemia al mismo tiempo que se evalúa al paciente para ser candidato al uso de fribrinoliticos o para una intervención coronaria percutánea.

En el síndrome coronario sin elevación del ST
El manejo inicial se basa en la administración de oxígeno. nitroglicerina, morfina, beta bloqueadores dentro de las primeras 24 horas, terapia con estatinas de alta intensidad, terapia antiplaquetaria con aspirina y anticoagulación. No se encuentra beneficio al administrar terapia con fibrinoliticos (6).

Urgencias hipertensivas
Son elevaciones agudas de la presión arterial donde no existe compromiso de órgano blanco, las cifras tensionales pueden ser reguladas desde horas hasta días, El manejo se lo realiza en atención primaria.

En estos casos la presión arterial se debe reducir en un 25% en las primeras horas o días, hasta que lleguen cifras tensionales menor a 160/100 para así continuar con el tratamiento ambulatorio.

El tratamiento propuesto debe de individualizarse de acuerdo a las comorbilidades que presenta el paciente, si es el primer episodio se debe utilizar cualquier antihipertensivo, el más recomendable es el captopril ya que produce menos efectos adversos, se debe tener mucha precaución al administrar nifedipino ya que este fármaco produce hipotensión sostenida lo que conlleva a más complicaciones, la más frecuente es la isquemia miocárdica es por esto que no es aconsejable su utilización.

En un paciente con un episodio de crisis hipertensiva y con el antecedente de hipertensión crónica se debe educar para que tenga una mejor adherencia al tratamiento y realizar monitorización diaria de la presión arterial para ajustar la dosis del fármaco según corresponda (2).

Pseudocrisis hipertensiva
También conocidas como falsas crisis hipertensivas, son elevaciones reactivas y transitorias que pueden ser causadas por estrés, dolor, ejercicio físico, consumo de café, En estos casos se evidencia la ausencia de daño en órgano blanco y son clínicamente asintomáticas. En cuanto al manejo se debe indicar reposo en una habitación con poca luz y monitoreo de la presión arterial cada 30 minutos. No es necesario la administración de fármacos antihipertensivos, se debe normalizar la presión cuando se corrija el factor desencadenante. Se debe realizar mediciones periódicas de la presión para descartar el diagnostico de hipertensión arterial (2).

Epidemiologia
De acuerdo a los datos del Instituto Nacional de Estadísticas y Censos (INEC 2012), la hipertensión arterial en el Ecuador representa la segunda causa de mortalidad, con una prevalencia del 9,3%, con mayor frecuencia en el sexo masculino que corresponde al 58,14% y el sexo femenino con el 41,86 %. Esta patología tiene una mortalidad del 6.83%. En el 2017 se reportaron 5.776 solo por hipertensión primaria. La mayor parte de casos de crisis hipertensivas se deben a la mala adherencia del paciente a su tratamiento antihipertensivo y además al desconocimiento de hipertensión arterial existente (7).

Fisiopatología
El mecanismo fisiopatológico de una crisis hipertensiva se produce por una alteración de la autorregulación de la presión arterial. La crisis hipertensiva puede producirse por un incremento de las resistencias vasculares sistémicas

relacionadas con sustancias vasoconstrictoras.

El aumento abrupto de la presión produce lesión endotelial y necrosis fibrinoide de las arteriolas que conlleva a un aumento en la permeabilidad, activación de la cascada de coagulación y depósito de fibrina. El sistema de renina angiotensina se activa produciendo una mayor vasoconstricción y liberación de citosinas pro inflamatorias, estos mecanismo terminan produciendo una disminución de la perfusión en órganos blanco que pueden causas un deterioro de su funcionalidad (8).

Cuadro clínico
Los signos y síntomas que aparecen con frecuencia son:

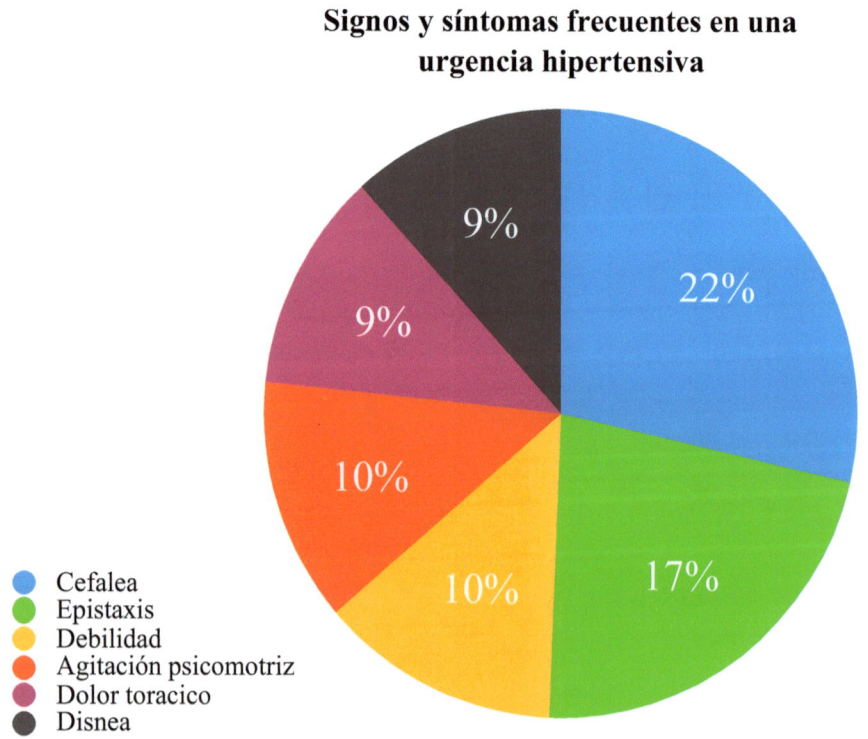

Fuente: Evaluation and treatment of hypertensive emergencies in adults(4) Elaborado por: MD. Priscila Ortiz

Diagnóstico

En cuanto al diagnóstico de la crisis hipertensiva se debe realizar una historia clínica completa investigando:

- Antecedente de HTA.
- Niveles de Presión Arterial previos.
- Terapia antihipertensiva previa y adhesión del tratamiento.
- Uso de drogas que elevan la presión arterial como cocaína, licor, tabaco eritropoyetina, ciclosporinas entre otras.
- Enfermedades cardiovasculares como insuficiencia cardiaca enfermedad vascular. periférica, enfermedad cerebrovascular, diabetes mellitus, o dislipidemias.

Examen físico

- Se debe realizar la toma de presión arterial en ambos brazos para detectar algún tipo de diferencia significativa.
- Auscultar focos cardiacos en busca de posibles alteraciones.
- Realizar fondo de ojo, para excluir la presencia de papiledema, hemorragias y exudados.
- Valorar edema, pulsos y lesiones isquémicas a nivel de extremidades inferiores.
- Realizar un examen neurológico para detectar defectos motores y sensitivos.

Los exámenes de laboratorio nos sirven para poder identificar a tiempo si se presenta un caso de emergencia hipertensiva con compromiso vital de órgano blanco o si es una urgencia hipertensiva Dentro de estos exámenes se incluyen biometría hemática, Creatinina sérica, BUN, Na+, K+, gasometría, EKG de 12 derivaciones, RX tórax, TAC en caso de haber sintomatología neurológica (9).

Tratamiento

Es importante reconocer el tipo de crisis hipertensiva que está cursando el paciente para poder realizar un abordaje adecuado ya que en ausencia de daño en órgano blanco disminuir la presión arterial se asocia a una isquemia tisular aumentado de esta manera la morbimortalidad en los pacientes (10).

Urgencias y emergencias en el primer nivel de atención

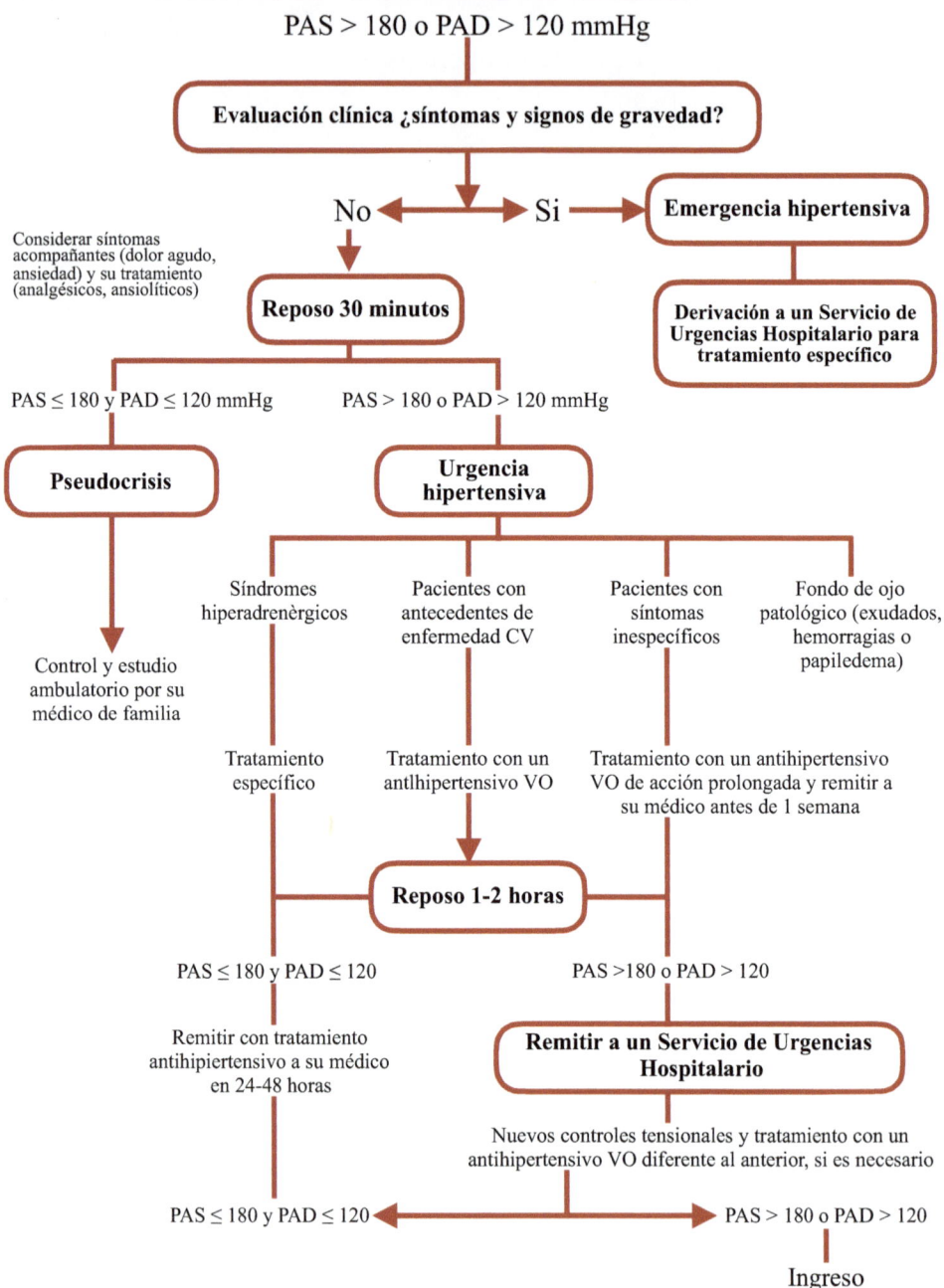

Fuente: Crisis hipertensivas: seudocrisis, urgencias y emergencias; modificado por Sobrino et al.

Emergencias Hipertensivas	Tratamientos
Neurologicas	
Encefalopatía hipertensiva	Labetalol o nitroprusiato sódico
Ictus isquémico	Labetalol o nitroprusiato sódico
Hemorragia intracraneal	Labetalol o nitroprusiato sódico
Cardiovasculares	
Síndrome coronario agudo	Nitroglicerina
Edema agudo de pulmón	Furosemida +nitroglicerina
Otras	
HTA maligna	Labetalol o nitroprusiato sódico
Insuficiencia renal aguda	Labetalol o nitroprusiato sódico
Quemaduras extensas	Nitroprusiato sódico

Fuente: Aproximación diagnóstica y terapéutica de las crisis hipertensivas;Guillermo Arbea, Irene Pastorby Jonathan Franco
Elaborado por: MD. Priscila Ortiz

Urgencias Hipertensivas			
Fármaco	Dosis	Tiempo De Acción	Efectos Adversos
Antagonistas de los canales de calcio Amlodipino	10mg	6-12 h	Cefalea y edemas
Betabloqueantes Labetalol Carvedilol	200mg 200mg	4h 2h	Cefalea, nauseas, hipotensión
IECA Captopril Enalapril	25-50mg 10-20mg	1h 4h	Hipotensión, angioedema
Diuréticos de asa Furosemida	20-40mg	1h	Poliuria, hiperuricemia

Fuente: Aproximación diagnóstica y terapéutica de las crisis hipertensivas;Guillermo Arbea, Irene Pastorby Jonathan Franco
Elaborado por: MD. Priscila Ortiz

Pronostico

Las emergencias hipertensivas si no reciben un tratamiento oportuno y no se realiza un adecuado monitoreo de las cifras tensionales, puede causar un alto grado de morbimortalidad asociándose a insuficiencia renal, infarto de miocardio o un accidente cerebro vascular dentro de los 12 meses.

En el caso de las urgencias hipertensivas donde no hay afectación de órgano blanco el pronóstico a largo plazo es bueno si hay un control de las cifras tensionales (5).

Recomendaciones

Se debe realizar un abordaje adecuado diferenciando los diferentes tipos de crisis hipertensivas, ya que el tratamiento varía según la emergencia hipertensiva y una urgencia hipertensiva. Por lo general no es aconsejable reducir la presión arterial demasiado rápido o demasiado, ya que ′puede originar un daño isquémico. Para las emergencias hipertensivas hay que hospitalizar a los pacientes para reducir su presión hasta el 20% en la primera hora y gradualmente las próximas 23 horas.

En las urgencias hipertensivas el tratamiento es ambulatorio y en primer nivel de atención por lo que se recomienda una disminución de la presión en un 25% las primeras horas o días.

En los pacientes que presentan crisis hipertensivas es recomendable realizar un monitoreo diario de tensión arterial para valorar un posible caso de hipertensión crónica no diagnosticada o valorar la mala adherencia al tratamiento de esta patología crónica en individuos previamente diagnosticados y a su vez regular las dosis de fármacos propuestos (4).

BIBLIOGRAFÍA

1. Albaladejo C, Sobrino J, Vázquez S. Hipertensión arterial y riesgo vascular. Elsevier .2014,222(01):5-11.
2. Arbe G. Aproximación diagnóstica y terapéutica de las crisis hipertensivas. Elsevier.2017;9(27):1-6.
3. Williams B, Mancia G, Spiering W, Agabiti Rosei E, Azizi M,BumierM.Guidelines for the management of arterial hypertension.2018;39(33):3021-104.
4. Elliott W, Varon J. Evaluation and treatment of hypertensive emergencies in adults. [Internet]. En: George L Bakris, MD William B White, MD editors.UpToDate;2019 [Consultado el 27 de septiembre de 2019].Disponible en https://www.uptodate.com/contents/evaluation-and-treatment-of-hypertensive-emergencies-in-adults.
5. Powers WJ, Rabinstein A, Ackerson T. 2018 Guidelines for the Early Management of Patients With Acute Ischemic Stroke Epub.2018; 49(3):1-51
6. Colucci S.Treatment of acute decompensated heart failure: General considerations. [Internet]. En: Stephen S Gottlieb, MD James Hoekstra, MD, editors.UpToDate;2019 [Consultado el 19 de Noviembre de 2019].Disponible en: https://www.uptodate.com/contents/treatment-of-acute-decompensated-heart-failure-generalconsiderations?search=ISCHIMICAL%20ICTUS%20IN%20HYPERTENSIVE%20CRISIS&topic Ref=3837&source=see_link.
7. Rosero G. Grados de hipertensión arterial y factores de riesgo cardiovascular asociados en pacientes hipertensos que acuden a la consulta externa del hospital delfina torres de concha de esmeraldas periodo de enero a febrero del 2018[Internet].Quito: Universidad Católica del Ecuador ;2018[30de Diciembre de 2019]. Disponible en: http://repositorio.puce.edu.ec/bitstream/handle/22000/14983/TESIS%20DE%20GRADOS%20DE%20HTA%20Y%20FRC%20ASOCIADOS%20EN%20PACIENTES%20HIPERTENSOS%20QUE%20ACUDEN%20A%20LA%20CONSULTA%20EXTERNA%20.pdf?sequence=1&isAllowed=y
8. Lemus J, Garcia C, Urina M.1era.Colombia:sociedad colombiana de cardiología;2004
9. Martínez J, Doménech M, Morales A, Coca A. Hypertensive crisis: urgency and hypertensive emergency.pubmed.2016;16(16):1-9.
10. Albaladejo B, Sobrino J, Vázquez S. Crisis hipertensivas: seudocrisis, urgenciasy emergencias.elsevier.2014;4(1):1-11.
11. ArbeaG, Pastorby I, Franco J. Aproximación diagnóstica y terapéutica de las crisis hipertensivas.Medclin.2017;1-6.

CAPITULO 9

PREECLAMPSIA

Autora: Dra Paola Estefanía Aguilar Apolo
Coautor: Dr. Francisco Antonio Rizzo Rodríguez

Preeclampsia

Definición
La preeclampsia es una enfermedad propia del embarazo, parto y puerperio, asociado con la hipertensión de inicio reciente, que ocurre con mayor frecuencia después de 20 semanas de gestación, con compromiso sistémico (1).

Epidemiologia:
La tasa de preeclampsia varía entre 5 % y 10 % en los países desarrollados, pero esta cifra puede alcanzar un 18 % en algunos países en vías de desarrollo. La preeclampsia persiste como una causa principal de morbimortalidad materna y perinatal en todo el mundo (2). En algunos países en vías de desarrollo, la preeclampsia representa entre 40 % y 80 % de las muertes maternas. Además, la mortalidad perinatal se quintuplica en las mujeres con preeclampsia, con frecuencia debido a la restricción del crecimiento intrauterino y a los partos pre término (2).

Aproximadamente, 15 % al 25 % de las mujeres inicialmente diagnosticadas con hipertensión gestacional llegan a desarrollar preeclampsia (3). En América Latina, una cuarta parte de las muertes maternas han sido asociadas con las complicaciones derivadas de los trastornos hipertensivos gestacionales; la preeclampsia y eclampsia se destacan como las principales causas de morbilidad y mortalidad materna y perinatal (3).

Fisiopatología:
En la preeclampsia se ha descrito vías y mecanismos fisiopatológicos complejos asociados a factores genéticos e inmunológicos. Estos están estrechamente entrelazados y parecen ser desencadenados por la presencia del tejido placentario (4).

Una de los mecanismos principales en la patogenia de la preeclampsia es el de la insuficiencia placentaria debida a una remodelación deficiente de la vasculatura materna de perfusión en el espacio intervelloso. En un embarazo normal, el citotrofoblasto fetal invade las arterias uterinas espirales maternas reemplazando el endotelio, y las células se diferencian en citotrofoblasto.

Este proceso complejo resulta en la transformación de vasos sanguíneos de pequeño diámetro y alta resistencia vascular en vasos de baja resistencia y alta capacitancia, asegurando así una distribución adecuada de la sangre materna a la unidad útero-placentaria en desarrollo (5).

Una inadecuada remodelación de las arterias espiraladas genera un medio ambiente hipóxico que gatilla una compleja cascada de eventos que inducen una función endotelial anormal característica de la Preeclampsia. Esto modifica el tono y la permeabilidad vascular siendo la causa de la hipertensión y la proteinuria (6).

La primera etapa de la enfermedad es asintomática, caracterizada por hipoperfusión e hipoxia placentaria generando trombosis e infarto en las vellosidades aumentando la producción y liberación de ciertos factores en la circulación materna que causan un estado de inflamación generalizada y activación del endotelio induciendo la segunda etapa de la enfermedad caracterizada por vasoconstricción, reducción del volumen plasmático y activación de la cascada de coagulación, siendo esta, la etapa sintomática o de diagnóstico clínico (7).

Cuadro Clínico
El inicio precoz de la preeclampsia se asocia con gran riesgo para la madre y el lactante, durante el embarazo como en el futuro (8). En muchas oportunidades la primera manifestación de la enfermedad es la elevación de las cifras tensiónales que generalmente es asintomática y es pesquisada en el control prenatal.

En la preeclampsia la hipertensión es generalmente leve o moderada, en la mayoría de los casos no excede valores de 160/110 mmHg. Cuando se presente elevación tensional durante el embarazo, aun cuando no se documente la presencia de proteinuria, si se acompaña de cefaleas, visión borrosa, dolor abdominal o alteraciones en las pruebas de laboratorio se debe considerar como muy probable la preeclampsia.

La proteinuria es considerada patológica cuando la concentración de proteínas es mayor a 300 mg en orinas de 24 Hs. La magnitud de la proteinuria reviste especial importancia para evaluar severidad y progresión de la preeclampsia. El edema puede expresarse en forma precoz, por un aumento de peso exagerado. La retención hidrosalina en cara, manos y región lumbosacra se instala tardíamente. Se aprecian clínicamente por la depresión que deja la presión del dedo sobre la cara interna de la tibia o el tobillo. El edema es la expresión del encharcamiento del espacio intersticial: consecutivamente aparece oliguria mantenida (9).

La alteración hepática usualmente es subclínica aunque puede manifestarse con náuseas, vómitos y dolor epigástrico o en hipocondrio derecho y con menos frecuencia ictericia, esto, secundario a la distensión de la cápsula de Glisson. Estos síntomas son frecuentes en la preeclampsia grave y más aún cuando ésta se complica con el síndrome de Hellp (10).

Diagnóstico
La anamnesis es una de las consideraciones más importantes en el cuidado prenatal. El grupo de trabajo de los servicios de prevención de los Estados Unidos (USPSTF) declara que la preeclampsia está asociada con hipertensión arterial en mujeres embarazadas y recomienda la detección de la preeclampsia con mediciones de la presión arterial durante todo el embarazo en las pacientes sin un diagnóstico reciente y que no tienen signos o síntomas de la afección (4).

El diagnóstico es bastante sencillo pero para poder hacerlo se requiere que la paciente asista regularmente a su Control Prenatal, ya que en la mayor parte de los casos la Preeclampsia sigue un curso asintomático y solo se la descubre al hacer mediciones rutinarias de la Tensión Arterial.

Los elementos que utilizamos para hacer el diagnóstico son:
• Tensión Arterial mayor o igual a 140/90 después de la semana 20 con alguno de los siguientes elementos (11).
• Proteinuria presente: >300mg en 24 horas (recolección de un día completo) o Índice Proteína/Creatinina > 0.3, o 3 (12).
• Proteinuria ausente: aparición reciente de alguno de los siguientes elementos.

- Plaquetas menores a 100.000.
- Creatinina mayor de 1.1 mg/dL (Insuficiencia renal).
- Transaminasas elevadas a más del doble de su valor superior normal (GPT, GOT).
- Edema pulmonar sin causa conocida.
- Síntomas cerebrales (cefalea) o visuales típicos (escotomas) (3).

Factores de riesgo para el desarrollo de preeclampsia:
- Primiparidad.
- Embarazo previo con preeclampsia.
- Hipertensión crónica, enfermedad renal crónica, o ambas.
- Historia de trombofilia.
- Embarazo múltiple.
- Fertilización in vitro.
- Pariente de primer grado con historia médica de preeclampsia.
- Factores de riesgo cardiovascular.
- Diabetes mellitus tipo I o tipo II.
- Obesidad.
- Lupus eritematoso sistémico.
- Edad materna avanzada (mayor de 40 años).

Tratamiento:
Los tres objetivos principales que se pretenden alcanzar son:
1. Prevenir el desarrollo de convulsiones y de esta manera, disminuir el riesgo de un ACV (accidente cerebro vascular).
2. Disminuir el vasoespasmo y evitar así, que la HTA deje secuelas en la madre.
3. Obtener un RN en buenas condiciones para evitar problemas en la etapa neonatal y en el desarrollo neurológico (10).

Se recomienda referir al nivel correspondiente a aquellas embarazadas que presenten cualquier trastorno hipertensivos del embarazo que tenga signos de agravamiento o presente un cuadro severo, pero sobre todo, aquellas con riesgo de complicaciones, como la preeclampsia, que implica enfermedad avanzada y el inicio de una fase inestable en la que la salud del feto o de la madre puede deteriorarse de forma impredecible.

Para el manejo de los trastornos hipertensivos del embarazo se recomienda nifedipina o labetalol como primera línea (tabla 1).

Tabla 1. Medicamentos orales para el tratamiento farmacológico de los trastornos hipertensivos del embarazo.

Fármaco	Dosis	Comentarios
Nifedipina	10 – 40 mg diarios, 1 a 4 dosis	•Bloquea los canales de calcio. •No deben administrase por vía sublingual para evitar el riesgo de hipotensión brusca. •Seguro en lactancia
Labetalol	100 a 400 mg vía oral cada 8 horas o cada 12 horas, máximo 1200 mg/ día.	•Bloqueador selectivo alfa-1 adrenérgico y no selectivo beta adrenérgico con actividad simpática intrínseca. •Administrar con precaución durante la lactancia.

Fuente: Guía De Práctica Clínica, Trastornos Hipertensivos Del Embarazo, MSP Ecuador.

Tratamiento con sulfato de magnesio en preeclampsia (para prevención de eclampsia):

El sulfato de magnesio actúa como bloqueador de los receptores N-metil aspartato en el cerebro disminuyendo en más de la mitad el riesgo de eclampsia y reduciendo probablemente el riesgo de muerte materna, por lo tanto para las mujeres con preeclampsia sin/con síntomas de gravedad se recomienda la administración de sulfato de magnesio como preventivo de convulsiones durante parto, trans-cesárea y posparto.

Se debe mantener el sulfato de magnesio para la prevención o tratamiento de eclampsia hasta 24 horas postparto, post-cesárea o después de la última crisis convulsiva.

Tabla 2. Preparación y administración de sulfato de magnesio en preeclampsia

Impregnación: 20 mL de sulfato de magnesio al 20 % (4 g) + 80 mL de solución isotónico, pasar a 300 ml/ hora en bomba de infusión o 100 gotas/minuto con equipo de venoclisis en 20 minutos (4 g en 20 minutos).
Mantenimiento: 50 mL de sulfato de magnesio al 20 % (10 g) + 450 mL de solución isotónica, pasar a 50 mL/hora en bomba de infusión o 17 gotas /minuto con equipo de venoclisis (1 g/hora).

Fuente: Guía De Práctica Clínica, Trastornos Hipertensivos Del Embarazo, MSP Ecuador (3).

Hay que tomar en cuenta que un cuarto de mujeres sufren efectos secundarios, particularmente sofocos, a la exposición al sulfato de magnesio; en la Tabla 3 se detalla los efectos adversos producidos por el medicamento.

Tabla 3. Efectos adversos del uso de sulfato de magnesio.

Efectos en la madre	Efectos en el Feto
Frecuentes: sudoración, calores, rubor facial, hipotensión. **A dosis elevadas:** disminución de la diuresis, disminución o abolición de reflejos osteotendinosos, depresión respiratoria, paro respiratorio, bloqueo A-V, bradicardia, paro cardíaco.	Registro cardiotocográfico: puede disminuir la variabilidad de la frecuencia cardíaca fetal a corto plazo, sin relevancia clínica. No se asocia a depresión farmacológica del neonato ni con modificaciones del puntaje de APGAR.

Fuente: Guía De Práctica Clínica, Trastornos Hipertensivos Del Embarazo, MSP Ecuador (3)
Nota: El tratamiento definitivo para la preeclampsia es la finalización de la gestación, y hasta este momento se deberán tratar farmacológicamente las formas graves.

Prevención

•**Calcio:** Es recomendado en las pacientes con una dieta con baja ingesta de calcio. La dosis según la OMS es de 1.5 a 2 g/día, el Meta análisis de la Cochrane muestra una reducción de PE en poblaciones de baja ingesta con RR 0.36 (95% IC 0.20-0.65) y para mujeres con alto riesgo de PE, RR 0.22 (95% IC 012-0.42) pero la dosis es menor - >1g/día, siendo ambas efectivas (6).

•**Aspirina:** El uso de ácido acetil salicílico reduce el riesgo de muerte perinatal y preeclampsia en mujeres con factores de riesgo (3).

•**Vitamina D:** En un reciente Metanalisis de la Cochrane queda en evidencia que todavía los estudios son escasos, aunque la suplementación de vitamina D durante el embarazo puede reducir el riesgo de preeclampsia en mujeres con deficiencia de esta vitamina. Se requiere nuevos trabajos antes de aconsejarla en el cuidado prenatal (13).

•**La L-arginina** (precursor del óxido nítrico), una dieta rica en vegetales y frutas, el cambio del estilo de vida en mujeres con sobrepeso u obesidad puede reducir el riesgo de preeclampsia, pero aún se necesita mayor evidencia científica (14).

•El suplemento dietario con **vitamina C y E** no reduce el riesgo de preeclampsia (15).

BIBLIOGRAFÍA

1. Napoles D. Nuevas interpretaciones en la clasificación y el diagnóstico de la preeclampsia [Internet]. [cited 2019 Dec 19]. Available from: http://scielo.sld.cu/scielo.php?script=sci_arttext&pid=S1029-30192016000400013
2. Duley L, Henderson-Smart DJ, Meher S, King JF. Antiplatelet agents for preventing pre-eclampsia and its complications. Cochrane Database of Systematic Reviews. John Wiley and Sons Ltd; 2007.
3. Ministerio de Salud Pública. Trastornos Hipertensivos del Embarazo [Internet]. Segunda Ed. Available from: https://www.salud.gob.ec/wp-content/uploads/2017/03/MSP_Trastornos-hipertensivos-del-embarazo-con-portada-3.pdf
4. Pacheco Romero J. Introducción al Simposio sobre Preeclampsia. Rev Peru Ginecol y Obstet. 2017;63(2):199–206.
5. Martín L, Carbajal G. Actualización en la fisiopatolo gía de la preeclampsia. Rev Peru Ginecol y Obstet. 2014;60(4):321–31.
6. Brink M, Wirth K, Schierz C. Effects of early morning aircraft overflights on sleep and implications for policy making. EURONOISE 2006 - 6th Eur Conf Noise Control Adv Solut Noise Control. 2006;
7. Redman CWG, Sacks GP, Sargent IL. Preeclampsia: An excessive maternal inflammatory response to pregnancy. Am J Obstet Gynecol. 1999;180(2 I):499–506.
8. Christensen M, Kronborg CS, Eldrup N, Rossen NB, Knudsen UB. Preeclampsia and cardiovascular disease risk assessment - Do arterial stiffness and atherosclerosis uncover increased risk ten years after delivery? Pregnancy Hypertens [Internet]. 2016;6(2):110–4.
9. Secretaria de la salud. Preeclampsia 2.pdf. Vol. 43, Prevención, diagnósctico y manejo de la preeclamsia/eclampsia. 2002. p. 1–38.
10. Sibai BM. Preeclampsia-eclampsia. Curr Probl Obstet Gynecol Fertil. 1990;13(1):1–45.
11. Magee LA, Pels A, Helewa M, Rey E, Von Dadelszen P. Diagnosis, evaluation, and management of the hypertensive disorders of pregnancy. Pregnancy Hypertens [Internet]. 2014;4(2):105–45. Available from: http://dx.doi.org/10.1016/j.preghy.2014.01.003
12. Magee LA, Helewa M, Rey E, Cardew S, Côté AM, Douglas MJ, et al. Diagnosis, Evaluation, and Management of the Hypertensive Disorders of Pregnancy. J Obstet Gynaecol Canada [Internet]. 2008;30(3):S1–2. Available from: http://dx.doi.org/10.1016/S1701-2163(16)32776-1
13. Qureshi SA, Wilkinson JE. Vitamin D supplementation for women during pregnancy. Am Fam Physician. 2013;87(5):314.
14. Dorniak-Wall T, Grivell RM, Dekker GA, Hague W, Dodd JM. The role of L-arginine in the prevention and treatment of pre-eclampsia: A systematic review of randomised trials. J Hum Hypertens [Internet]. 2014;28(4):230–5. Available from: http://dx.doi.org/10.1038/jhh.2013.100
15. Conde-agudelo A, Romero R, Kusanovic JP, Hassan SS. Supplementation with vitamins C and E during pregnancy for the prevention of preeclampsia and other

16.adverse maternal and perinatal outcomes : a systematic review and metaanalysis. YMOB [Internet]. 2011;204(6):503.e1-503.e12. Available from: http://dx.doi.org/10.1016/j.ajog.2011.02.020.

CAPITULO 10

MANEJO DEL PACIENTE QUEMADO EN EL PRIMER NIVEL DE ATENCIÓN

Autora: Dra. Andrea Alejandra Villavicencio Trujillo

Manejo del Paciente Quemado en el Primer Nivel de Atención

Definición

Las quemaduras son lesiones de la piel y el tejido adyacente; es una lesión en tejidos vivos causada por la acción de diversos agentes ya sean físicos (llamas, líquidos calientes, objetes calientes, radiación, corriente eléctrica, frío) químicos (cáusticos) y biológicos. Se manifiestan desde un enrojecimiento hasta la destrucción total de las estructuras afectadas dérmicas y subdérmicas, siendo la piel el órgano que con más frecuencia sufre este tipo de lesiones (1).

La morbilidad y mortalidad relacionadas con este tipo de lesiones constituyen un grave problema de salud pública en nuestro país. Los grupos más vulnerables para las quemaduras son los niños, ancianos, discapacitados, en los adultos hay un menos número de causas accidentales frente a factores predisponentes (alcoholismo, drogadicción, epilepsia y enfermedades psiquiátricas).

Casi todos los estudios sitúan al fuego como el principal agente causal y la mayoría se acompaña de ignición de la ropa lo que provoca agravar la extensión y profundidad de la quemadura. En nuestro medio podemos colocar los líquidos hirvientes como la principal causa de quemadura en la población infantil, seguidas por fuego, electricidad y químicas. Es importante destacar que se debe identificar cualquier tipo de quemadura que podamos relacionarlas con maltrato infantil como son la presencia de lesiones circunscritas en glúteos y manos, o lesiones en forma circular y pequeñas que son provocadas por cigarrillos, más aún si se evidencian lesiones similares antiguas en cualquier parte del cuerpo (2).

Por tal razón es de suma importancia conocer un manejo inicial adecuado que debe venir desde el lugar donde ocurre al accidente, hasta la correcta derivación por el médico de la atención primaria quien identifica si la lesión puede ser tratada en su unidad o requiere de atención más especializada. La atención inmediata de la quemadura puede cambiar el pronóstico, limitando significativamente su progresión y profundidad.

El objetivo de la atención en el primer nivel es detener el proceso de combustión, así como prevenir posteriores complicaciones y danos secundarios al shock por quemadura.

Epidemiología:

Las quemaduras ocasionan aproximadamente 180 000 muertes al año, que en su gran mayoría tienen lugar en los países de ingreso bajo y mediano, es importante destacar que a pesar de su gran prevalencia las quemaduras son prevenibles.

La mayoría de quemaduras corresponden a hechos "accidentales" que se producen mayormente en el ámbito doméstico ante la falta de precaución de los adultos para mantener alejados a los niños de los posibles agentes causales. De tal manera encontramos a las quemaduras como una causa importante de morbimortalidad infantil, constituyendo la tercera causa de muerte por accidente en menores de 14 años (detrás del accidente de tráfico y el ahogamiento) y la segunda en menores de 4.

Un estudio realizado en la ciudad de Guayaquil con pacientes ingresados en la unidad de quemados del hospital Luis Vernaza; reportó que las quemaduras en adultos son más frecuentes en la población productiva, es decir que corresponde a las personas entre los 16 y 45 años, con una relación de 2:1 entre el género masculino con respecto al femenino, esto se debe a la imprudencia, tanto en los hogares como en el lugar trabajo.

La mayor frecuencia de quemaduras se produce a consecuencia de flama y las de tipo eléctricas con un porcentaje mayor al 70% entre ambas, esto se debe probablemente a las condiciones en las que viven y trabajan los pacientes. Las quemaduras eléctricas en el hogar pueden ser ocasionadas por instalaciones eléctricas deficientes, por conexiones no autorizadas, esto nos lleva nuevamente al problema social (4).

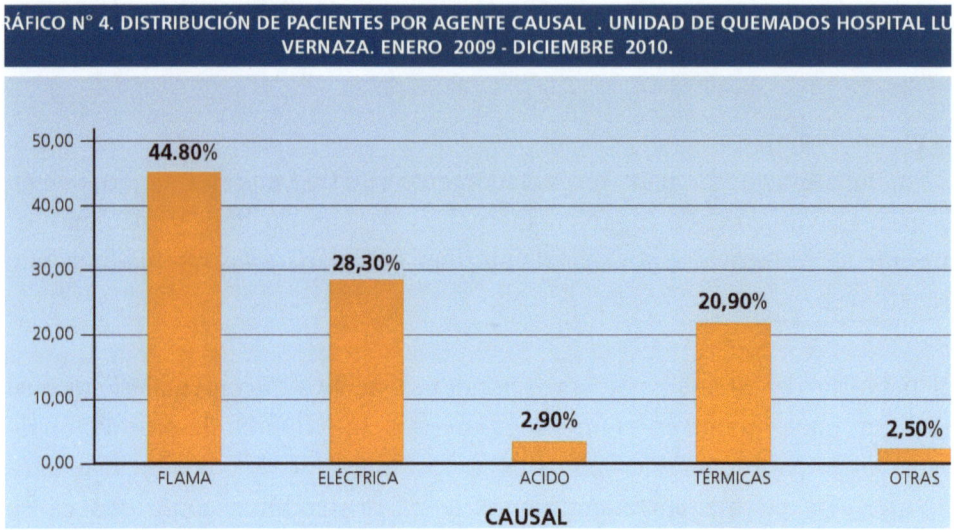

Un estudio realizado en la ciudad de Quito en la unidad de quemados del Hospital Eugenio Espejo entre enero de 2005 y marzo de 2011 demostró que el número de pacientes ingresados en la unidad de quemados fue de 750, de los cuales el 71.2% pertenecen al sexo masculino con 534 ingresos y el 28,8% para el sexo femenino con 216 casos. El grupo etario más afectado es el comprendido entre los 21 a 30 años de edad, con una media de 35 años. Las quemaduras térmicas y siguiendo la distribución mundial ocupan el primer lugar en cuanto a ocurrencia con un 58,16%, seguidos de las quemaduras eléctricas con 33,13% (5).

Fisiopatología:
Al hablar de la fisiopatología de las quemaduras es importante conocer que todo traumatismo térmico produce en general daño celular y necrosis por coagulación de la piel y tejidos subyacentes, dependiendo de diverso grado o profundidad, de la intensidad, agente causal o temperatura del mismo y tiempo de exposición sobre los tejidos. El primer cambio se caracteriza por la presencia de la primera reacción tisular que es la inflamación, la misma que será localizada o sistémica según la gravedad de la quemadura, muchos

de los trastornos orgánicos o sistémicos son inaparentes en quemaduras menores a 15% de superficie corporal.

El período inicial de la quemadura está relacionado con los cambios circulatorios, la liberación de múltiples sustancias vasoactivas que alteran la permeabilidad capilar, permiten un escape de líquido rico en proteínas y electrolitos desde el espacio intravascular hasta el extravascular en proporción directa a la extensión y profundidad de la quemadura; mecanismo que alcanza su pico máximo a las 12 horas posteriores a la injuria térmica, estabilizándose e iniciándose un proceso de recuperación del equilibrio coloidosmótico a las 48 horas. Por tal motivo es importante conocer que el manejo durante las primeras 48 horas es de vital importancia y aún más para paciente con grandes quemaduras.

Histológicamente se observa la destrucción tisular en la que encontramos la alteración de la arquitectura de las fibras de colágeno de la dermis, destrucción de los órganos dérmicos, necrosis de las células endoteliales de los capilares. En lesiones de mayor profundidad existirá compromiso de estructuras localizadas mucho más profundas (tejido celular subcutáneo, músculo, huesos), en cuyo caso la necrosis celular es mucho más intensa dando a la superficie quemada un aspecto acartonado y duro.

La presencia de un edema generalizado lo vamos a identificar cuando las quemaduras corresponden a más del 25-30% de la superficie corporal total (2-3). Es importante recordar que al ser la piel un órgano que protege al organismo frente a las infecciones, regula la temperatura corporal y previene la pérdida de líquidos corporales, en un paciente quemado que presenta daño de las estructuras normales de esta habrá una mayor susceptibilidad a las infecciones, una alteración en el control de la temperatura y claramente una pérdida de líquidos corporales.

Diagnóstico
La gravedad de la quemadura está determinada por la intensidad de la temperatura y la duración a la exposición del agente causal. La extensión y la profundidad de la quemadura definen el pronóstico del paciente.

Se debe evaluar una quemadura por su profundidad, localización y extensión:

Profundidad:
•Primer grado: Se caracterizan por eritema sin vesículas, con dolor. El ejemplo clásico es la quemadura solar. La epidermis está afectada sin existir ampollas ni pérdida de líquidos. Al examen físico se evidencia hiperemia y edema de la piel, sin necrosis. No se contabilizarán en el cálculo de la superficie corporal quemada. Curan en 3-7 días sin dejar cicatriz.

A
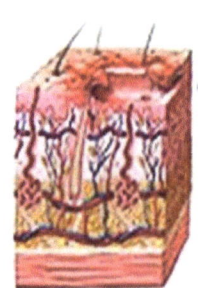
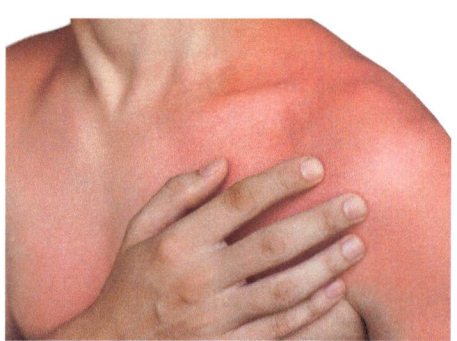

•Segundo grado superficial: Generalmente se producen por líquidos calientes con destrucción de la epidermis y menos del 50% de la dermis. El examen físico se evidencia eritema claro o rojo brillante con dolor, formación de flictenas y aspecto húmedo. El proceso de curación dura 7-10 días pudiéndose producir una mínima cicatriz o hipopigmentación.

B
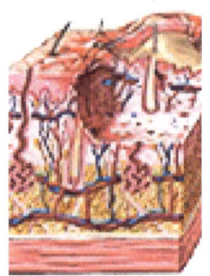
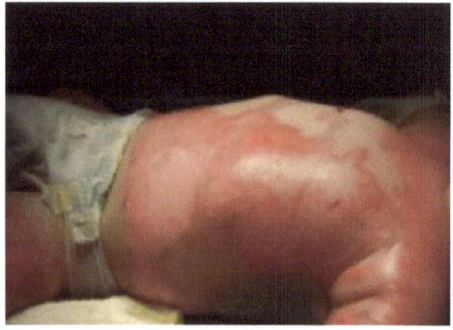

•Segundo grado profundo: Están producidas por líquidos calientes. Existe afectación de la epidermis y de más del 50% de la dermis con destrucción de fibras nerviosas por lo que son generalmente menos dolorosas. Al examen físico se identifica lesiones pálidas sobre base enrojecida con ampollas en los bordes, hipersensitivas y áreas insensibles. No se ven afectadas las glándulas sudoríparas, sebáceas ni los folículos pilosos. Normalmente necesitan como parte de su tratamiento injertos. Necesitan de 2-3 semanas para la curación con riesgo importante de retracciones y sobreinfección.

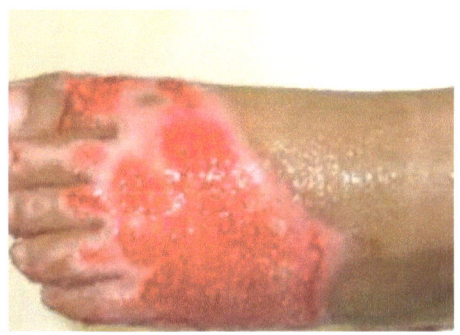

•Tercer grado: Producidas por sustancias químicas, eléctricas o contacto prolongado con líquidos calientes. Son las más severas existiendo afectación de todas las capas de la piel. Al examen físico se evidencia la piel seca con aspecto de cuero y de color blanco perlado o carbonizada. Las fibras nerviosas están destruidas y el área quemada es insensible al dolor. Tardan varias semanas en curar. Precisan la realización de injertos (6).

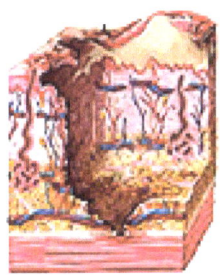 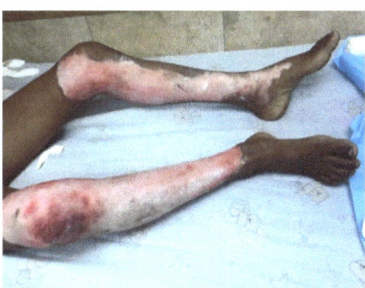 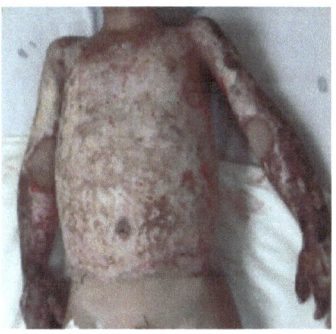

En la siguiente tabla se evidencia las diferentes clasificaciones de las quemaduras según su profundidad tomando en cuenta las características de identificación más importantes de cada una de ellas (2).

Grado	Aspecto	Histología	Sensibilidad	Agente
Primer grado	Eritema, flictenas microscópicas	Epidermis	Dolor, ardor	Fuente radiante, sol
Segundo grado superficial	Vesículas, flictenas, lecho o escara rojiza. Conserva folículos pilosos	Epidermis y parcialmente la dermis papilar. Reepitelización espontánea en 15-21 días	Hiperalgesia	Líquido hirviente, fogonazo, flama, fuente radiante intensa.
Segundo grado profundo	Lecho o escara blanquecino o ligeramente rosado	Epidermis, dermis papilar y parte de la reticular	Hipoalgesia	Líquido hirviente, fogonazo, flama. Sólidos calientes, agentes químicos
Tercer grado	Escara blanca – parda, dura y acartonada	Afecta a todo el espesor de la piel	Analgesia	Fuego, electricidad, agentes químicos.

El examen físico de la quemadura debe estar orientado a valorar la profundidad, la cual puede estar dificultada por el edema existente y la extensión. Es importante saber que si al examen físico de primera observamos una escara blanquecina en las nalgas o en el tórax puede significar una quemadura de segundo grado profunda; mientras que una quemadura presente en el dorso de la mano donde la piel es mucho más fina, puede tratarse de una quemadura de tercer grado. El conocimiento del agente causal también es de muy importante ayuda para por su mecanismo de acción, casi siempre comprometen estructuras más profundas por lo que deben ser catalogadas como quemaduras de tercer grado (6).

Extensión:

Valorar la extensión de la quemadura es de suma importancia ya que de ello depende el volumen de líquidos que deberán ser administrados para una adecuada compensación hídrica. La superficie corporal tiende a tener diferentes proporciones dependiendo de cada etapa de crecimiento por la que cursa el paciente, por lo tanto, su cálculo debe basarse tomando en cuenta dichos parámetros.

Existen diferentes esquemas que se utilizan para el cálculo de la misma; dentro del primer nivel de atención podemos utilizar con mayor facilidad esquemas mucho más prácticos, aunque menos exactos como son la regla de los "5' para los niños y la regla de los "9' para los adultos. Además, el uso de la palma de la mano donde corresponde al 0.5% de la superficie corporal, si se incluyen los dedos 0.8% en hombres y 0.7% en mujeres.

La regla de los "9" utilizada en los niños mayores de 15 años y los adultos se la realiza de la siguiente manera: la cabeza corresponde el 9%, cada brazo hasta la punta de los dedos 9%, el tronco anterior y el tronco posterior corresponde el 18%, cada pierna corresponde el 18% y el área genital corresponde el 1%. En lo niños la escala de Lund-Bowder es la que permite evaluar con mayor exactitud cuál es el área afectada (4-6).

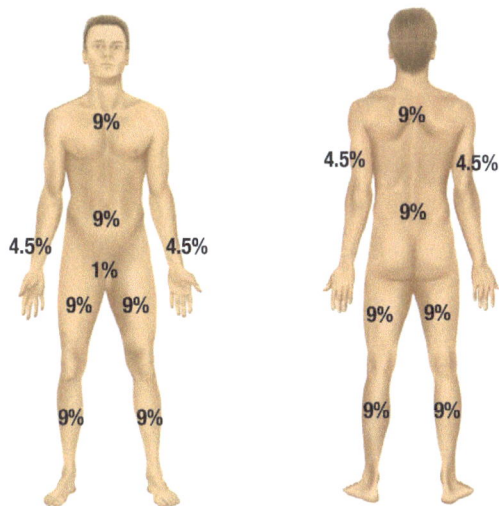

Localización
Según la localización de las quemaduras existen zonas del cuerpo como son las la cara y cuello, las manos, los pies, los genitales, el periné, las articulaciones y las quemaduras circunferenciales que únicamente por su localización entran dentro de quemaduras consideradas como graves sin tener en cuenta la extensión de las mismas (6)

Tratamiento
El manejo inicial del paciente quemado debe ser igual a la de cualquier

paciente politraumatizado, es decir se debe iniciar por el ABC. La calidad de la atención prehospitalaria del paciente quemado es la de mayor importancia ya que va a permitir reducir los efectos locales y sistémicos. La identificación apropiada de una quemadura considerada como grave para una transferencia adecuada e importante para reducir la morbilidad y mortalidad.

Cada segundo es valioso y cuanto más rápido se proporciona la primera ayuda, se disminuye la extensión del daño. El manejo del abordaje prehospitalario incluye un enfoque seguro y la eliminación de la fuente que provocó la quemadura: se debe quitar la ropa y los restos calientes y quemados (8). Los primeros auxilios incluyen: extinguir la fuente de la quemadura, enfriar el área lesionada con agua fría por 10-15 minutos en los 30 primeros minutos para disminuir el edema y el dolor.

•**Vía aérea y adecuada ventilación:** la primera prioridad es garantizar una vía aérea adecuada; se evalúan la expansión de la caja torácica, la frecuencia respiratoria y los ruidos respiratorios. La inhalación de aire caliente puede provocar edema y obstrucción de la vía aérea en las primeras 24- 48 horas. La intubación se requiere en pacientes inconscientes, cuando hay presencia o inminencia de falla respiratoria y en pacientes hemodinámicamente inestables; de lo contrario, se debe administrar oxígeno por máscara.

•**Circulación:** Los pacientes quemados precisan de la canalización de dos vías periféricas de gran calibre lejos de la zona quemada. El inicio de fluidoterapia en las primeras 24 horas, reduce la mortalidad y el fallo multiorgánico. La reanimación hídrica debe iniciarse inmediatamente en todo paciente con quemaduras superiores al 15%, la reposición por vía oral en quemadura superiores al 25% no puede llevare acabo por el íleo adinámico (2-9).

La reanimación hídrica debe realizarse preferiblemente con coloides, ya que permiten que se recupere más tempranamente el gasto cardiaco. Existen muchas fórmulas para calcular la cantidad de líquido que debe ser necesario administrar y en general todas las fórmulas coinciden en que la mitad del volumen total calculado para la primera 24 hora se debe administrar en las primeras 8 horas y la otra mitad en la 16 horas restantes. La fórmula más empleada es la de Parkland: 4 ml/kg/SCQ.

•**Control del dolor:** El control del dolor es un pilar básico del tratamiento ya que son lesiones muy dolorosas no solo por el mecanismo de las mismas sino que también se exacerba con la ansiedad. El manejo inicial del dolor debe basarse en el uso de medicamentos analgésicos; como por ejemplo en quemaduras poco extensas se debe emplear paracetamol VO/ IV, en niño utilizando la dosis máxima que 15mg/kg/dosis. o metamizol IV (20-40 mg/kg) (10). Se conoce que el uso de anestésicos locales, el ketorolaco y los corticoides tópicos tampoco provocan disminución en la inflamación ni en el control del dolor. En general lo AINE no se deben utilizar por el riesgo de nefrotoxicidad.

•**Tratamiento local:** El desbridamiento de las ampollas tanto íntegras como rotas se considera una medida terapéutica absolutamente necesaria, siempre tomando en cuenta las medidas de asepsia y antisepsia necesarias (11). Después de dar un manejo apropiado del paciente se debe identificar que pacientes pueden ser tratados en el primer nivel y quienes necesitan ser transferidos inmediatamente a un centro de mayor complejidad, a continuación se detallan algunos criterios para derivación inmediata (6).

Efectos en la madre
Quemaduras de segundo grado con 10-20% de superficie corporal quemada
Quemaduras de tercer grado con superficie corporal quemada entre el 5-10%.
Quemaduras eléctricas.
Niños con traumatismos concomitantes.
Pacientes con problemas socio económico cultural.
La afectación de cara, cuello, manos, pies, genitales, periné y articulaciones.
Quemaduras circunferenciales.

Pronóstico:

El pronóstico de los pacientes depende de la gravedad de la lesión inicial y el desarrollo de complicaciones. Existen tablas predictoras de la gravedad de las quemaduras que nos permiten tener una mejor idea del pronóstico de vida de los pacientes. Entre ellas tenemos dos que nos sirven de referencia el índice de Garcés válido para cualquier edad y la tabla de Benaim la cual es válida para edades entre los 12 y los 60 años y se detalla a continuación (2):

Lesión	Grupo 1 Leve	Grupo 2 Moderada	Grupo 3 Grave	Grupo 4 Crítica
Primer y segundo grado superficial	Hasta 10%	11 a 30%	31 a 60%	61% o mayor
Segundo grado profundo	Hasta 5%	6 a 15%	16 a 40%	41% o mayor
Tercer grado	Hasta 1%	2 a 5 %	6 a 20%	21% o mayor
RIESGO DE VIDA	NULO	ESCASO	ALTO	MAXIMO

Recomendaciones

La prevención sigue siendo la mejor forma de tratar las quemaduras; el costo de atención de un paciente quemado es muy alto y el manejo de las secuelas toma muchos años. Dado que la mayoría de las quemaduras son prevenibles, la educación y el cumplimiento de las medidas de seguridad tanto en el hogar como en el trabajo constituyen el aspecto más importante de la gestión.

Al ser los niños uno de los grupos más vulnerables es de gran importancia crear conductas de educación y prevención y conocer que el principal consejo es no dejar a los niños solos en la casa, manténgalos alejados de objetos calientes, cordones eléctricos, producto químico y de los lugares de riego como la cocina y sitio donde haya tomacorrientes. No almacenar material inflamable en casa. Tocar aparatos eléctricos con las manos húmedas puede ocasionar descargas eléctricas (2-8).

BIBLIOGRAFÍA

1. Durango Luisa F, Vargas Francisco. Manejo médico inicial del paciente quemado. IATREIA / VOL 17 / No.1 / MARZO / 2004. Disponible en http://www.scielo.org.co/pdf/iat/v17n1/v17n1a4.pdf
2. Davalos Pablo, Sevilla Gonzalo, Castro Mercedes. Quemaduras tratamiento integral. Cámara Ecuatoriana del Libro - Núcleo de Pichincha. Primera Edición. 2006.
3. Consejo de Salubridad General. Diagnostico y Tratamiento del Paciente "Gran Quemado". 2009. Centro Nacional de excelencia tecnológica en salud. Disponible en http://www.cenetec.salud.gob.mx/descargas/gpc/CatalogoMaestro/040_GPC_GranQuemado/IMSS_040_08_EyR.pdf
4. Velasco Diego G, Méndez Francisco T. Características clínicas y epidemiológicas de las quemaduras en pacientes ingresados en la Unidad de Quemados. Hospital Luis Vernaza, Guayaquil. 2009-2010. Vol. 31 Núm. 3 (2013). Disponible en https://publicaciones.ucuenca.edu.ec/ojs/index.php/medicina/article/view/65
5. Ortiz-Prado, Esteban. (2011). ANALISIS EPIDEMIOLOGICO DE QUEMADURAS EN EL PACIENTE ADULTO INGRESADO EN LA UNIDAD DE QUEMADOS DEL HOSPITAL EUGENIO ESPEJO, QUITO ECUADOR, DURANTE EL PERIODO 2005-2011. Revista del Hospital Eugenio Espejo.
6. Valerón Lemaur, Pérez Quevedo. Manejo de los Pacientes Quemados. Sociedad Española de Cuidados Intensivo Pediatricos. 2010. Disponible en http://secip.com/wp-content/uploads/2018/06/Protocolo-Quemados.pdf
7. Ramirez Carlos E. Rivera Julia J, Consuelo Maria C, Manejo de Quemados. Guias de Practica Clinica Basada en la Evidencia. Asociacion Colombiana de Facultades de Medicina. Disponible en http://www.medynet.com/usuarios/jraguilar/manejo%20de%20quemados.pdf
8. C. Vivó, R. Galeiras, Mª D.P. del Caz. Initial evaluation and management of the critical burn patient. Medicina Intensiva. Volume 40, Issue 1. 2016. Pages 49-59. ISSN 0210-5691. Disponible en https://doi.org/10.1016/j.medin.2015.11.010
9. Peñalba Ana. Marañon Pardillo. Tratamiento de la quemaduras en urgencias. Protocolos diagnostico-terapeuticos de Urgencia Pediatricas EUP-AEP. Disponible en https://www.aeped.es/sites/default/files/documentos/tratamiento_de_las_quemaduras_en_urgencias.pdf
10. Ministerio de salud. Gobierno de Chile. Guias Clinicas AUGE. Gran Quemado. 2016. Disponible en http://www.bibliotecaminsal.cl/wp/wp-content/uploads/2016/04/GPC-GRAN-QUEMADO-FINAL-18-MARZO-2016_DIAGRAMADA.pdf
11. Griggs, C., Goverman, J., Bittner, EA y Levi, B. (2017). Sedación y manejo del dolor en pacientes quemados. Clínicas en cirugía plástica, 44 (3), 535–540. Disponible en https://www.ncbi.nlm.nih.gov/pmc/articles/PMC5642992/

www.ingramcontent.com/pod-product-compliance
Lightning Source LLC
Chambersburg PA
CBHW040321220526
45473CB00009B/2524